실전, 임상한의학

# 알레르기질환ALLERGY

**실전, 임상한의학 알레르기질환**



This Edition was published by Jipmoondang Publishing Co. in 2019, Seoul, Korea.

실전, 임상한의학

# 알레르기질환

A L L E R G Y

서운교 편저

집문당

서운교 | 학력 동국대학교 한의과대학 졸업, 동 대학원. 한의학박사

현재 동국대학교 한의과대학 교수
대한한방알레르기및면역학회 회장

경력 동국대학교 LA캠퍼스(DULA) 총장, 미국한의사 면허취득
동국대학교 경주한방병원장, 한방내과 전문의
국제힐링센터 통합의학 진료
동국대학교 분당한방병원 교육부장, 진료부장
동국대학교 한의과대학 임상학과장
보건복지부산하 한방병원 평가위원
미국 메릴랜드의대 통합의학연구소 초빙연구

대한한의학회 정회원, 한방내과학회 정회원('04~'06 학술위원회 위원장)
한방성인병학회 정회원, 항노화학회 정회원, 대한한방알레르기및면역학회 정회원
한국최면심리학회 정회원, 한방감염병학회 정회원('09 연구윤리위원회 위원장)

저서 동의폐계내과학(공저), 한문화사, 2002.
폐계내과학(공저), 도서출판 나도, 2011.
폐계내과학(공저), 도서출판 나도, 2013.
임상온병학(공역), 청홍, 2014.
실전, 임상한의학 내과질환을 중심으로, 집문당, 2017.

**실전, 임상한의학 알레르기질환**

2019년 3월 1일 1판 1쇄

편저자 | 서운교
발행인 | 임동규
발행처 | **집문당**
등 록 | 1971. 3. 23. 제300-2012-69호
주 소 | 03134 서울시 종로구 돈화문로 82 집문당빌딩 5층
영업부 | (02)743-3192~3 팩스(02)742-4657
sale@jipmoon.co.kr
편집부 | (02)743-3096~7 팩스(02)743-0227
edit@jipmoon.co.kr
홈페이지 | www.jipmoon.co.kr

편 집 | 남시중
디자인 | 장이지

ISBN 978-89-303-1814-3

**가격 30,000원**

이 도서의 국립중앙도서관 출판도서목록(CIP)은 서지정보유통지원시스템 홈페이지
(http://seoji.nl.go.kr)와 국가자료공동목록시스템(http://www.nl.go.kr/kolisnet)에서
이용하실 수 있습니다. (CIP제어번호: CIP2019006074)

# 머리말

알레르기는 사람들의 생활이 문명화되면서 전 세계적으로 전 연령층에 걸쳐서 그 유병률이 급속도로 증가하고 있는 질환인데, 그중에서도 기관지천식, 알레르기비염, 아토피피부염과 같은 대표적인 알레르기질환의 증가율이 크게 두드러져서 주변에서 이런 환자들을 보는 것이 이제는 어렵지 않다. 이렇게 흔한 알레르기질환으로 인한 고통은 삶의 질을 크게 저하시킬 뿐 아니라 사회 · 경제적으로 엄청난 비용을 유발하고 있다. 이에 따라 알레르기질환에 대한 관심이 점차 증가하고 있으며, 향후 이런 경향은 갈수록 두드러질 것이다.

하지만 최근까지 면역학에 대한 지속적인 발전과 알레르기질환에 대한 체계적인 연구에도 불구하고 서양의학에서는 그 원인과 악화인자, 치료 및 예후 등에 대하여 아직도 명확한 해결책을 내놓지 못하고 있으며, 대부분의 알레르기질환을 임상적으로 반복 발생하고 만성적인 경과를 갖는 난치성 질환으로 생각하고 있다.

이러한 상황에서 저자는 알레르기질환으로 병원을 찾아 괴로움을 토로하는 환자들을 만날 때마다, 그리고 병원을 찾지 않더라도 그러한 질환들로 인해 고통받는 분들을 볼 때마다, 특히 부모님과 사랑하는 나의 자녀들을 통해서 내 주변에서 흔하게 볼 수 있었던 알레르기질환에 대한 예방 및 치료관리법 등에 대한 효과적인 해결책을 찾아 많은 고민의 밤을 보냈다. 그러다가 비록 졸렬한 실력이지만 한방호흡기 및 면역알레르기 전문의로서 그간의 임상경험과 연구 활동 등 인생의 대부분을 의료현장에서 보내며 습득하게 된 알레르기질환의 치료 및 관리법에 대한 나름의 결과를 동서의학적으로 종합 정리하고 싶었다.

한 · 양방 임상지식을 통합한 기본적인 알레르기질환에 대한 책을 써야겠다고 생각하게 된 것은 2017년에 간행한 『실전, 임상한의학—내과질환을 중심으로』의 후속 시리즈물 간행을 출판사와 선약했던 부분도 있었고, 특히 최근에 대한한방알레르기및면역학회장 일을 맡으면서 알레르기질환의 치료에 관한 그간의 임상경험과 공부한 자료들을 정리하고 논문을 비롯한 최신 임상자료들을 수집, 검토하면서부터이다.

이 책에서는 기본적인 알레르기질환에 대한 한 · 양방 임상의학의 경험과 연구결과를 바탕으로 알레르기 각 질환의 임상대처 방법을 일목요연하게 정리하고 체계화함으로써 알레르기질환에 대한 한 · 양방의 종합적인 이해와 응용에 도움을 주고자 하였다.

특히 임상에서 알레르기질환을 접하면서 알레르기질환에 대한 전문적인 한 · 양방 지식과 임상기술을 알고 싶어 하는 임상가들과 처음 알레르기질환을 접하는 학생들에게 알레르기질환 전반에 대해 개념을 갖게 하는 데 보탬이 되었으면 하는 바람이다.

이 책을 내기까지 주변에서 많은 도움과 격려를 받았는데, 특히 집문당의 남시중 편집부장님을 비롯한 편집부와 디자인부 여러분의 노고에 감사드린다. 아끼는 제자들인 운석, 혜미, 정욱, 학회를 함께 꾸려나가며 동고동락하는 영석이, 그리고 사랑하는 나의 아내와 자녀들인 보현, 보규에게도 고맙다는 말을 지면으로나마 전한다.

2019년 1월

동국대학교 한의과대학 내과학교실

서운교

# 추천사

인간 수명에 관한 정설은 동서양의 관점이 모두 120세라고 하는데, 그 근거를 살펴보면 서양에서는 심장이 뛰는 맥박수를 기초로 120세로 보았고, 동양에서는 호흡수를 기준으로 120세로 산출했습니다. 그것은 유목을 생업으로 하던 서양에서는 뛰고 달리지 않으면 안 되므로 심장이 수명의 한계가 되고, 농경이 생업이었던 동양에선 감염병과 운동 부족이 폐에 부담이 되었을 것으로 이해됩니다. 그리고 최근에는 면역에 대한 인식이 증가함에 따라 인간은 면역이 작동하는 만큼 산다는 주장이 나오고 있습니다.

알레르기질환은 인간의 면역체계를 이해하는 중요한 실마리가 됩니다. 인체에 대해 공부해 보면 모든 장기는 존재 이유가 있고 합리적으로 작동합니다. 그런데 알레르기질환에서는 면역계가 엉뚱하게 - 몸에 해가 되는 쪽으로 - 작동합니다. 따라서 치료도 면역억제란 극단적인 선택을 하고 그 과정에 오는 부작용으로 환자의 수명을 줄일 수도 있게 됩니다. 결국 이를 만회하기 위해서는 최소의 면역억제 방법으로 질병을 조절하는 것이 치료의 핵심이 됩니다.

면역질환에 대한 발전은 알레르기질환(면역이 해가 되는 방향 → 억제), AIDS(면역이 없어지면 사망하게 되므로 → 복구), 암(→면역을 강화하니까 암도 고쳐짐)으로 점차 그 영역을 넓혀 가고 있습니다. 그럼에도 불구하고 아직 알레르기질환에 대한 지식은 불완전하고, 치료도 요원하기만 합니다. 고통 받는 환자는 매년 증가하고 있지만 알레르기질환의 완치법은 아직도 없는 - 현대의학이 해결하지 못하고 있는 - 상태입니다.

이를 해결하기 위한 연구 노력은 다양한 분야에서 지속되고 있는데, 이번에 서운교 교수의 『실전, 임상한의학 알레르기질환』 발간은 알레르기질환의 치료 분야에서 한의임상계에 신선한 자극이 될 것으로 그 기대가 큽니다. 다년간의 연구와 강의, 임상 경험을 바탕으로 구성된 『실전, 임상한의학 알레르기질환』의 발간을 함께 축하하며 진심으로 환영합니다.

2019년 2월 1일

동국대학교 의과대학 호흡기-알레르기내과 교수 이영현

전 대한결핵 및 호흡기학회 회장(2015)

# 차례

## 2부 알레르기 각론

# 1부 / 알레르기 총론

### 1. 학습목적

면역반응과 알레르기반응이 일어나는 기전에 관한 기초적 이론을 숙지하여 알레르기질환의 일반적 개념과 임상에서의 진단 및 치료에 대한 지식, 특히 한의학적 치료 개념을 이해할 수 있어야 한다.

### 2. 학습목표

1) 면역에 대한 기초개념을 이해한다.
2) 과민반응을 분류하고 설명한다.
3) 면역글로불린E, 비만세포에서 분비되는 화학매체를 열거하고 설명한다.
4) 알레르기의 개념 및 항원의 종류를 열거하고 설명한다.
5) 알레르기 염증에 관여하는 세포종류 및 작용을 기술한다.
6) 알레르기질환의 치료원칙을 기술한다.
7) 주요 알레르기질환의 임상특성, 진단, 치법 특히 한의학적 치료법을 이해한다.

# 1장
# 알레르기 개요

문명화 및 감염질환의 감소와 더불어 아토피가 점차 증가하는 등 알레르기질환이 서구사회를 중심으로 급격히 증가하고 있다. 우리나라도 알레르기질환이 지난 30여 년 사이에 임상에서 가장 흔한 질환의 하나가 되었다. 이는 조절 T림프구에 의한 면역관용(immunologic tolerance) 단계로의 미성숙 때문이라는 위생가설(hygiene hypothesis; 古友가설)이 비교적 설득력 있는 기전이다. 즉, 면역관용 이상에 의한 임상질환의 일종으로 본다.

'알레르기'란 정상적일 때는 인체에 해를 끼치지 않는 물질에 대해 면역체계가 이상반응을 일으키는 것을 말하며, 현대에 들어오면서 서구사회를 중심으로 발생이 현저히 증가했고 우리나라에서도 1990년대 이후 최근 30여 년 동안 지속적으로 증가하고 있어 전체인구의 약 20~30%에 이를 것으로 추산되는 대표적인 문명병이다.

1906년 오스트리아의 의사 피르케(Clemens Freiherr von Pirquet)가 '알레르기(allergy)'라는 용어를 처음 만들었을 당시 이 용어는 '인체가 반응하는 방식의 변화'를 일컫는 말이었다. 인체는 해를 끼치는 세균 등이 체내로 들어왔을 때 이를 제거하기 위해 면역반응을 보이는데 외부 물질에 대해 비정상적으로 과민하게 반응하면 오히려 인체에 해로울 수 있다. 예를 들면, 꽃가루가 몸 안으로 들어왔을 때 불필요한 염증반응이 일어나면 이는 우리 몸에 해로운 영향을 미친다. 시간이 지나면서 **알레르기는 해가 없는 외부 물질에 대한 이롭지 않은 인체의 과민반응**을 가리키는 말로 굳어졌다. 반면 **'면역'이라는 용어는 해로운 외부 물질을 제거하는 유익한 반응**을 의미하게 되었다. 즉, 근본적으로 알레르기반응은 체내로 들어온 외부 물질을 제거하려는 신체 활동이므로 몸의 관점에서 보면 방어 기전의 일환이라 할 수 있다.

알레르기반응의 원인이 되는 외부 물질 자체는 일반적으로 해가 되지 않으나 그에 대해 인체가 반응하는 방식에 문제가 있는 것으로 **외부 물질에 많이 노출 되는 부분에서 주로 발생**한다. 따라서 공기 중의 알레르기 물질은 호흡 시 체내로 들어와 코와 기도, 폐에서 알레르기반응을 일으킬 수 있고 눈에 닿으면 눈 증상을 유발할 수 있다. 음식물로 섭취할 경우 위장관에서 알레르기반응을 일으켜 장운동을 비정상적으로 증가시킬 수도 있다. 혈액으로 흡수된 알레르기 물질의 경우 심장 혈관 계통, 중추신경 계통 등에까지 알레르기반응을 일으킬 수 있다.

**알레르기 소인을 가진 사람**이 꽃가루나 땅콩과 같은 특정 외부 물질이 눈, 코, 폐 또는 위장관 등을 통해 체내로 들어오면 비정상으로 과민한 반응, 즉 알레르기반응이 나타나게 된다. 한 번 알레르기반응이 발생하게 되면, 원인 물질에 노출되었던 신체 부위의 면역세포들은 원인 물질을 기억하게 되고 또다시 노출되었을 때 이 면역세포들이 즉각적으로 활성화되어 알레르기반응에 관여하는 다양한 물질들을 발생시킴으로써 신체 부위에 따라 천식, 비염, 피부염, 결막염 등의 증상이 나타나게 된다. 따라서 알레르기는 한 번 생기면 원인 물질이 완전히 제거되거나 염증반응이 조절되지 않는 한 반복적으로 발생한다. 한의학적으로는 '胎毒', 胎熱, 喘, 哮喘, 痰飮, 噴嚏, 鼻嚏, 鼻鼽 등의 범주에 속하는데 이상의 병증 특성이 알레르기와 유사한 속성을 나타내며, 장부변증을 위한 관련 장부는 五感機能系로서 五臟이 모두 관련되나 그중에서도 肺가 가장 중요하여 肺 - 鼻 - 喉 - 氣管 - 피모 - 대장으로 이어지는 폐 계열의 일련 질환을 형성한다.

체내에 외부 물질이 들어오면 면역계가 감지하여 이에 대해 여러 종류의 면역글로불린이라는 항체를 만들어 인체를 보호하는데 알레르기반응은 immunoglobulin E(IgE)와 관련이 있다. 하지만 특정 물질에 대해 IgE가 있다고 해서, 즉 특정 물질에 감작되었다고 해서 이 물질이 체내에 들어왔을 때 반드시 알레르기반응을 일으키는 것은 아니니 IgE가 있다고 하더라도 콧물, 재채기, 가려움 등의 알레르기 증상을 일으키지 않을 수도 있다. 따라서 검사에서 내가 감작된 물질이라고 해서 모두 피하거나 주의할 필요는 없다. 검사의 해석과 판단은 반드시 전문가의 의견을 듣는 것이 중요하다.

알레르기를 일으키는 인자들은 서구적인 생활방식과 관련이 있는 것으로 보이는데 가공음식, 유아기에 섭취하는 특정음식, 주거방식이나 구조, 애완동물, 알레르기 원인 물질에 대한 노출, 핵가족, 공기오염 등이 있다.

알레르기가 일으키는 질환 중 가장 흔한 것들로는 **천식, 알레르기비염, 피부알레르기, 음식물알레르기** 등이 있다.

천식은 쌕쌕거림, 기침, 숨참 등의 증상을 보이며 감기, 운동, 동물의 털과 비듬, 꽃가루, 담배연기 등에 의해 유발된다. 천식은 성인의 약 10%에서 나타나며 소아에서는 보다 흔한 질병으로 점차 발생률이 높아지는 추세이나, 그 이유에 대해서는 아직도 몇몇 가설 이외에 알려진 바가 거의 없다.

알레르기비염은 주로 늦봄과 늦여름에서 초가을에 나타나는 계절적 질환(계절성 항원)이지만 사계절 내내 문제(통년성 항원)가 되기도 한다. 그 증상은 맑은 콧물, 재채기, 코막힘, 눈의 가려움 등으로 증상 자체는 그다지 심각하지 않은 듯 하지만 집중이 필요한 일상생활에 지장을 초래하며 당사자들은 일이나 공부, 수면 등에 방해가 되어 상당한 고통을 호소하기도 한다. 발생률은 한때 일과성으로 앓았던 사람을 포함하면 성인의 약 20%에서 발생하는 것으로 추정된다.

피부알레르기는 여러 형태가 있으며 가장 잘 알려진 것은 아토피피부염이다. 그러나 알레르기접촉피부염, 두드러기, 얼굴이 붓는 등의 증상도 알레르기가 원인인 경우가 많다. 남녀 모두에게 나타날 수 있으나 특히 여성은 수종의 화장품, 피부 관리용품 등을 사용하고 있는데, 이 용품들에는 약 100여 종의 화학물질을 포함하고 있어 새로운 알레르기가 더 많이 발생할 수 있다.

이 책에서는 알레르기가 발생할 때 체내에서 일어나는 변화, 특정 증상의 원인이 알레르기인지 여부를 확인하는 방법 등 알레르기의 특성과 이를 진단하는 한의학적 방법을 포함한 여러 가지 방법, 이용 가능한 치료 및 관리 방법 등에 대해 임상에서 직접 활용할 수 있는 다양하고 실용적인 한 · 양방의학의 임상지식과 정보를 제공할 것이다. 즉, 알레르기로 인한 문제를 효과적으로 조절하고 관리하는 데 도움을 줄 것으로 기대한다.

## 1. 면역 및 과민반응

인체는 기생충, 박테리아, 바이러스 등 미생물, 화학물질, 심지어 자신의 체내에서 발생되는 종양세포 등에 이르기까지 자신에게 위협이 되는 모든 것들에 대항하는 아주 정교한 방어체계 즉 면역체계를 갖추고 있다. 그러기 위해서는 자기를 인식하는 동시에 자기와 비자기를 구별하여 인지할 수 있어야만 한다. 항원을 인지하는 방식에 따라 보체나 항원, 비특이 수용체를 통하는 반응인 **비특이면역반응**과 T림프구나 B림프구 표면의 항원, 특이수용체를 통하는 반응인 **특이면역반응** 등이 있다.

인체가 피부표면, 호흡기, 소화기, 비뇨기 및 생식기 등에 다양한 종류의 미생물들(항원)과 계속 접촉하면서도 감염병에 저항하는 방어기전인 면역은 선천적으로 가지고 있는 **선천(자연)면역(innate immunity)**과 살아가면서 얻는 **적응(특이)면역(adaptive(specific) immunity)**으로 구분할 수 있으며, 이것은 상호 보완, 협동하여 항원을 제거한다. 즉, 미생물에 대한 선천면역 반응은 적응면역 반응을 유발하여 적응면역 반응의 특성에 영향을 미치고, 적응면역 반응은 선천면역 방어기전의 항미생물 활성을 증가시키며 미생물을 제거하기 위한 선천면역의 실행기전도 이용한다.

선천면역은 신체 또는 생리구조, 식세포 등에 의한 면역으로 항원에 노출되기 이전부터 가지고 있는 방어기전이며 관련 미생물들의 공통적인 구조에 의해 자극되고 미세한 차이는 구별하지 못한다. 선천면역은 미생물에 대한 방어의 제일선을 담당할 뿐만 아니라 적응면역 반응을 유도하는 데에도 중요한 역할을 한다.

**적응면역**은 특정 항원에 대해서만 반응하는 항원 특이면역으로서 림프구와 림프구의

생산물질인 항체가 관여하는 면역을 가리킨다. 적응면역은 선천면역 반응을 증진시

**표 1. 선천면역과 적응면역의 비교**

| 구분 | | 선천면역 | 적응면역 |
|---|---|---|---|
| 특성 | 특이성 | 비교적 낮음 | 높음 |
| | 다양성 | 제한됨 | 매우 큼 |
| | 전문화 | 비교적 stereotypic함 | 고도로 전문화됨 |
| | 기억 | 없음 | 있음 |
| 구성 | 물리 · 화학적 장벽 | 피부, 점막표피세포 :<br>항미생물 화학물 | 상피 내 림프구 : 분비 |
| | 혈액단백질 | 보체 | 항체 |
| | 세포 | 식세포(대식세포, 호중구),<br>자연살해세포 | 항체 림프구 |

켜 외부에서 들어오는 항원의 제거를 더욱 쉽게 하고 항원에 추가적으로 노출될 때 더욱 강력하게 반응하는 기억능력이 있다. 한편으로 각기 다른 미생물과 거대분자들을 구별하는 정교한 특이성이 있어서 **특이면역**이라고도 한다.

이외에 면역을 나타내는 부위, 최종적으로 면역에 관여하는 행동인자 등에 따라 **국소면역**과 **전신면역**, **항체매개면역**(humoral immunity : 체액성 면역)과 **세포매개면역**(cell-mediate immunity(CMI) : 세포성 면역) 등으로 구분한다.

**체액성 면역**은 혈액 내 항체라 불리는 분자에 의해 매개되는데, 이는 B림프구에 의해 생성 분비된다. 항체는 미생물 항원을 특이적으로 인식하여 그 미생물의 감염성을 중화시키고 다양한 실행기전에 의해 표적 미생물을 제거한다. 체액성 면역은 세포 외부에 있는 미생물 및 독소에 대한 주된 방어기전이다. **세포매개면역**은 T림프구에 의해 매개된다. 바이러스나 일부 박테리아와 같은 세포 내 미생물은 대식세포 및 다른 숙주세포 내에서 항체와 접촉 없이 생존하고 증식할 수 있다. 그러한 감염에 대한 방어는 세포매개면역이 담당하여 대식세포 내에 있는 미생물을 파괴하거나 혹은 감염된 세포를 사멸시킨다.

특이면역반응은 숙주가 면역을 얻는 방법에 따라 **수동면역**과 **능동면역**으로 나뉘는데, 수동면역은 다른 개체가 특정항원에 반응하여 만든 항체 또는 림프구를 옮겨줌으로써 얻은 면역으로 예방접종 등이 있으며, **능동면역**은 직접감염 등으로 숙주의 림프

구들이 직접 항원과 접촉 반응함으로써 얻은 면역이다.

면역체계는 형태학적 또는 기능적으로 다양한 기관과 조직들이 관여하며, 이들을 기능상 1차 림프기관(중추 림프기관)과 2차 림프기관(말초 림프기관)으로 구분한다. 1차 림프기관은 골수와 흉선, 2차 림프기관은 비장, 림프절, 림프조직 등의 여러 부분으로 이루어져 있다. 이곳으로부터 직접 면역을 담당하는 것은 백혈구 즉 면역세포와 항체, 보체, 사이토카인으로 알려진 면역물질들이다. 즉, 많은 종류의 세포와 특수한 단백질로 이루어져 이들이 복잡한 방식으로 협동하여 자신의 세포와 해로운 세포를 구분하며 이를 통해 비정상세포나 침입세포를 파괴한다.

면역세포에는 단핵세포와 다형핵세포가 있는데, 단핵세포는 림프구(lymphocyte)와 단핵구(monocyte)가 있고, 흔히 과립구라고 하는 다형핵세포는 호중구(neutrophil), 호염기구(basophil), 호산구(eosinophil)가 있다. 대표적인 림프구로는 B림프구, T림프구, NK세포가 있고, 혈액 내 단핵구는 조직에서 항원전달세포이기도 한 대식세포로 분화된다. 이 모든 것들은 백혈구에서 생산되는 단백질 전달자(호르몬)에 의해 조정되며, 생체 내에서 면역반응에 관여하는 모든 장기, 조직, 세포들을 통틀어 면역계(immune system)라 한다.

항원과 말단에서 접촉하는 세포들은 1차 림프기구에서 만들어진 후 2차 림프기구인 비장, 림프절, 림프조직에 자리를 잡는다. 혈류를 통하여 침입한 이물질에 대하여는 주로 비장에 있는 면역세포들이, 림프관을 통하여 침입한 이물질은 림프절에 있는 면역세포들이, 그리고 호흡기 또는 소화기 점막을 통하여 침입한 이물질들은 호흡기 또는 소화기 점막 림프조직의 면역세포들과 면역반응을 일으킨다.

**◈ 면역계 질환**

① 면역결핍증 : 면역세포의 생성장애나 기능부전

② 알레르기질환 : 면역계의 기능항진 - nonself

③ 자가면역 질환 : 면역계의 기능항진 - self

(②, ③: tolerance ↓)

④ 백혈병, 임파종 : 면역세포의 악성 변형

**적응면역계의 주된 세포**는 림프구, 항원제시세포 그리고 작동세포이다. 림프구는 외래 항원을 특이적으로 인식하고 이에 반응하는 세포로서, 체액성 및 세포성 면역의 매개자이다. B림프구는 항체를 생산하는 유일한 세포로서 체액성 면역의 매개자 기능을 한다. 세포매개면역의 주요 세포인 T림프구는 세포 내 미생물 항원을 인식하며 이들 미생물 혹은 감염된 세포를 파괴하는 기능을 한다. T림프구는 기능적으로 구별되는 집단으로 구성되는데, 보조 T림프구와 세포 용해성 혹은 세포독성 T림프구 등이 있다. 보조 T림프구는 항원 자극에 반응하여 사이토카인을 분비함으로써 B림프구, 포식세포, 다른 백혈구를 포함하는 세포뿐만 아니라 T림프구의 증식과 분화를 자극한다. 세포독성 T림프구는 바이러스 혹은 기타 세포 내 미생물에 감염된 세포와 같은 외래 항원을 세포 표면에 표현하는 세포를 선택적으로 살해한다. 항원제시세포(antigen presenting cells, APCs)는 외부 환경으로부터 들어온 미생물 항원을 포획하여 이들 항원을 림프기관으로 운반하고, 면역 반응이 일어나도록 미감작 T림프구에 그 항원을 제시하는 역할을 한다. 가장 고도로 전문화된 APC에는 수지상세포가 있다.

**항체** 기능을 하는 혈청단백을 면역글로불린이라 부르며 대부분의 면역글로불린은 감마글로불린 분획에 속한다. 항체는 형질세포(분화 B세포)가 만들어내는 단백질로 체액성 면역반응을 중개하며, 항원과 결합하는 부위가 있다. 항체가 항원에 결합함으로써 보체의 활성화, 옵소닌 작용(opsonization), 독소의 중화(neutralization), 바이러스 비활성화 등의 작용을 한다. 특히 IgE는 혈청 내 양이 매우 적은데 합성되는 양이 적은 이유도 있으나, IgE의 Fc부위가 비만세포 및 호염기구 등에 결합하는 친화력이 매우 강하기 때문이다. IgE는 응집 혹은 보체활성 능력이 있는 항체는 아니지만 미생물에 대한 방어에서 그 역할이 매우 중요하다. 비만세포와 호염기구의 막 표면에 존재하는 IgE에 항원이 결합하면 이 세포들은 과립에 들어있는 히스타민, 헤파린, 백혈구유인인자 그리고 여러 다른 약리적 활성복합체들을 유리하여 과민면역반응(알레르기반응)을 유발시킨다. 기생충 질환과 아토피성 질환에서는 IgE가 현저하게 증가하며 두드러기의 주역이다.

**보체**(complement)는 항체가 결합된 세균이나 세포를 살균하거나 용해하는 작용을 하는 단백질로서 항체의 기능을 돕는 역할을 하는 인자이다. 순서적 단계를 밟아 일어나는 생화학적 반응으로서 항체의 기능과 합세하여 숙주 방어기전에 한몫을 담당하는 기구로 보체계도 계속적 단계반응으로 활성화되며 그 결과 세포막을 파괴하는 기능을 한다. 세균의 세포막 파괴는 숙주를 보호하는 결과를 가져오지만 숙주세포를 파괴할 때는 해로운 결과를 가져오기도 한다. 또한 보체계가 단계적으로 활성화되는 과정에서 여러 가지 생화학적 활성물질이 생기며 이 활성물질도 숙주에 이로운 작용과 해로운 작용을 동시에 한다. 보체는 여러 종류의 혈청단백의 집합체로서 이 단백들은 모두 일시에 순서적으로 작용하여 용균현상을 나타낸다. 보체는 항체와는 달리 면역시켜도 혈청 내 농도가 증가하지 않는다.

면역반응에 관여하는 림프계 세포, 염증세포 이외 조혈계 세포들은 서로 다른 기능을 가진 세포들이 직접 접촉하거나 또는 이들 세포들이 분비하는 단백에 의하여 자극을 전달하여 효율적인 기능을 하게 된다. 이들 세포가 분비하는 분자량이 작은 단백 활성 물질을 **사이토카인**(cytokine)이라 하며 선천면역과 적응면역의 대부분에 중요한 기능을 한다. 즉 사이토카인은 면역반응에서 세포간의 정보전달에 관여하는 단백질이다. 자연면역에 관여하는 사이토카인은 대부분 단핵식세포들이 분비하여 모노카인(monokine)이라 부르며 획득면역에 관여하는 사이토카인은 대부분 T림프구들이 분비하므로 림포카인(lymphokine)이라 부른다. 이들 사이토카인은 주로 백혈구에서 분비되고 그 작용세포들도 백혈구이므로 인터루킨(interlukin : IL)이라 하며, 이외에도 interferon(IFN), tumor necrosis factor(TNF), colony stimulating factor(CSF), growth factor(GF) 등이 사이토카인에 포함된다.

적응면역반응은 항원인식 분자들을 이용하여 항원 분자와 결합하여 반응하는 과정인 **인식단계**, 림프구가 활성화되어 증식되는 **활성화 단계**, 그리고 이 결과로 만들어진 분자 또는 세포들이 항원과 특이하게 반응하는 **실행단계**의 3단계로 구별된다. 항원인지 결과로 만들어진 분자를 실행분자(effector molecule), 그리고 세포를 실행세포(effector cell)라고 하는데, 실행분자로 항체가 면역반응의 중심이 되는 것을 체액성 면역이라 한다. 항체는 세포 내로 들어갈 수 없기 때문에 체액성 면역이 위력을 발휘하는 장소는 혈액, 조직간질액 등과 이것에 접하는 부분이다. 항체는 혈청의 분획 중 감마글로불린에 속하는 단백으로 특정 항원분자와 반응하며 이와 같이 항체특성을 가진 혈청 글로불린을 면역글로불린이라 부른다. 체액성 면역의 효과를 더욱 보강시켜주는 중요한 혈청 단백으로 보체가 있다. 항원과 항체가 결합하면 보체의 여러 성분이 활성화되고 그 결과로 항체가 결합된 세포 또는 세균이 파괴되거나 식세포의 탐식작용이 항진된다. 항체와 보체는 체액성 면역의 중요한 2가지 단백분자로 체액성 면역의 주역은 항체이고, 보체가 이를 보좌하는 작용을 한다. 항체를 생산하는 것은 B세포계이며 그것을 배후에서 조종하는 것이 Th세포이다. 세포성 면역은 T세포의 항원인식으로 시작되어 나타나는 면역반응으로서 미생물에 감염된 세포를 제거하며 동종이식에서의 거부반응, 종양세포의 제거에 중요한 역할을 담당한다. 세포성 면역반응의 중추적 역할을 하는 세포는 T림프구로서 서로 다른 기능을 가진 T림프구 아집단으로 보조 T림프구, 억제 T림프구, 세포독성 T림프구, 지연형 과민반응 T림프구로 구성된다. 보조 T림프구는 여러 종류의 사이토카인을 생산하여 B림프구가 효율적으로 항체를 생산하도록 도와주고 세포성 면역반응의 행동세포인 세포독성 T림프구가 잘 생성되도록 도와준다. 억제 T림프구는 필요 이상으로 항체 또는 세포독성 T림프구가 생성되는 것을 견제하여 적절한 면역반응이 일어나도록 조절하는 기능을 한다. 세포독성 T림프구는 표적이 되는 세포와 직접 접촉하여 표적세포를 파괴하는 작용을 한다.

이때 바이러스 감염세포 또는 종양세포 등을 표적세포로 공격한다. 지연형 과민반응 T림프구는 분명히 구별할 수는 없으나 기능적으로는 대식세포 / 단핵구 계열 세포들을 염증부위로 끌어 모으고 활성화시켜 숙주방어기전의 일종인 지연형 과민면역반응을 일으키게 하는 T림프구이다.

또한, 항원자극으로 시작된 면역반응을 적절히 조절하는 기능이 없으면 림프계 종양과 유사한 비정상적인 림프계 증식이 생길 수 있는데, 이러한 비정상적인 면역반응을 조절하는 요인은 다음과 같다.

### 1) 항원 양에 의한 면역반응과 항체에 의한 되먹이기 조절

면역반응은 항원자극 후 일정기간이 지나면서 항체가가 최고치에 도달하였다가 점차 감소되는 과정을 밟는데 이때 항원이 다수 제거되면서 항원 양이 적어짐에 따라 항체 생산은 점차 감소하게 된다. 이러한 현상들은 항원 양이 면역반응을 조절하는 일차적인 요인임을 알려준다. 항원을 숙주에서 제거하는 기전이 있으며 이러한 역할을 하는 것 중의 하나가 항체이다. 항체는 항원 제거뿐만 아니라 이 자체로써 직접 항체가 더 만들어지지 않도록 조절하는 되먹이기 기능도 한다. 즉 항원이 B림프구에 작용하여 활성화시키는 단계를 방해하는 기전이 있다.

### 2) 항원 투여경로에 의한 면역반응

항원을 피하 또는 피내 투여 시에는 면역반응을 일으키지만, 정맥 내, 경구 또는 aerosol 투여 시 면역관용이나 면역반응 치우침을 일으키기도 한다.

### 3) 억제 T림프구에 의한 조절

세포상호작용으로 보조 T림프구는 항원자극을 받은 림프구의 활성화와 증식을 도와주는 기능을 하나 무한정 면역반응이 진행되는 것을 방지하기 위해 억제 T림프구가 보조 T림프구의 기능을 억제하여 필요한 만큼만 면역반응이 진행되도록 견제한다.

### 4) Idiotype에 의한 조절

면역글로불린과 T림프구 항원수용체의 가변부위에 특이한 항원결정부위가 있으며 이것을 idiotype이라 한다. 이러한 idiotype간의 반응망에 의하여 면역반응이 적당하게 진행되도록 한다.

### 5) 유전적 조절

항체생산의 면역반응 정도가 MHC(major histocompatability complex) 유전자의 영향을 받는다는 증거가 제시되었고, MHC 분자와 펩타이드와의 결합력 등의 차이가 알려지게 되어 MHC 유전자가 펩타이드에 대한 면역반응을 조절하는 유전자임이 밝혀졌다.

### 6) 신경내분비계에 의한 면역반응 조절

대부분의 림프조직은 교감신경의 지배를 받으며 중추신경계는 직접 또는 간접적으로 부신피질호르몬, 성장호르몬, 티록신, 아드레날린 등 여러 가지 호르몬 분비를 조절한다. 림프구는 이러한 호르몬에 대한 수용체는 물론 신경전달물질, 노르아드레날린, 엔돌핀 등에 대한 수용체를 가지고 있다. 그러므로 신경내분비계가 면역세포에 영향을 줄 가능성은 충분하다. 특히 부신피질호르몬, 엔돌핀, 엔카파린은 스트레스 상태에서 많이 분비되며 이들은 생체 내에서 면역반응을 억제하는 작용을 한다. 특히 부신피질호르몬은 IL-1과 IL-2생성에 영향을 주어 면역반응 되먹이기 억제현상을 나타낸다.

항원에 대한 림프구의 반응은 서로 다른 결과를 초래하는 두 가지 면역반응으로 진행된다. 하나는 실행분자 또는 실행세포를 만드는 면역반응이며, 다른 하나는 투여한 항원에 전혀 반응을 하지 못하도록 진행되는 면역반응이다. 후자와 같이 특정항원에 대하여 반응을 하지 못하는 방향으로 진행되는 면역반응을 **면역관용**이라 한다. 면역반응을 일으키는 물질을 항원 또는 면역원이라 부르는 반면에 면역관용을 유발시키는 물질을 면역관용원(tolerogen)이라 부른다. 그러나 어느 한 이물질이 면역원 또는 면역관용원으로 구분되어 작용하는 것이 아니라 대부분의 이물질들은 용량, 투여경로, 투여방법 또는 물리 · 화학적 형태 등에 따라 면역원이 될 수도 있고 면역관용원이 될 수도 있다.

면역관용은 첫째 자가항원에 대한 면역관용 즉 자연 또는 자가면역관용, 둘째 외부에서 들어온 이물질에 대한 면역관용 즉 획득면역관용으로 구분된다. 자가항원에 대한 면역관용은 숙주를 보호하는 항체매개 또는 세포매개면역반응과 함께 중요한 면역기능으로 이 기능이 상실되면 자기 자신에 대한 면역반응이 일어나 자가면역질환을 일으키게 된다.

면역체계의 1차 목표는 미생물로부터 인체의 보호이다. 적응면역을 예로 들면 홍역바이러스나 포도상구균 같은 미생물이 인체에 들어오면 림프절, 폐, 장 등에 존재하는 세포들이 이 미생물의 표면에 있는 특정한 단백질구조(항원 : 사람, 동물에서 항체형성을 자극하고 항체와 결합하는 고분자 콜로이드 물질)를 인식하여, 이를 남으로 인식하고 림프구에 경고신호를 보낸다. 림프구의 한 종류인 T림프구(세포성 면역에 관여, 주로 바이러스성 질환에 대한 면역기능이나 면역반응 등에 관여)는 단백질 전달자를 생산하여, 항체라 부르는 특별한 목적을 가진 단백질을 생산하는 다른 세포(B림프구 : 체액성 면역에 관여, 항체를 생산하고 주로 세균성 질환에 대한 면역기능을 담당)를 자극한다. 이로써 항체는 침입한 미생물의 표면에 존재하는 단백질(항원) 구조에 맞게 특별히 만들어져 항원과 결합한다. 일단 항원과 결합한 항체는 세포독성세포에 신호를 보내 인체에 침입한 미생물을 파괴하게 한다. 새로운 항원이 생길 때마다 새로운 항체가 만들어지며 인체는 수백만 가지의 항체를 만들어낼 수 있다.

항원을 인식하고 항체를 처음 만드는 과정을 민감화(sensitization)라 한다. 항체가 완전한 기능을 할 때까지는 며칠이 걸릴 수도 있다. 그러나 일단 항체가 만들어지면 살아 있는 동안에는 면역체계가 문제의 해로운 미생물을 기억하였다가 동일 미생물이 공격해오면 T림프구는 이 미생물의 항원을 즉각 인식하여 공격자에 대한 특정 기억이 있는 B림프구에 화학적 메시지를 보내고 B림프구는 빠르게 증식하여 많은 양의 항체를 생산한다.

다른 백혈구들은 미생물이 존재하는 부위에 혈액공급을 증가시키고 혈관에서 백혈구가 좀 더 쉽게 빠져나오게 하는 **히스타민**(histamine)[1]과 **류코트리엔**(leukotrien)[2] 같은 화학물질을 생산한다. 이렇게 되면 침입자를 파괴하는 대식세포와 같은 또 다른 종류의 백혈구가 미생물이 있는 부위에 쉽게 다다르게 된다. 이런 과정은 피부에 감염이 생겼을 때 볼 수 있다(염증).

그러나 면역체계는 종종 인체에 해가 없는 물질에도 반응을 일으켜(면역관용 이상) 주변 세포에 손상을 초래하는 알레르기반응을 유발한다. 면역체계의 과민반응 중에서 정상적으로는 인체에 해가 없는 환경물질에 대해 부적절하게 반응하여 나타나는 알레르기는 성가신 증상을 유발하며 때로는 생명을 위협하기도 한다.

면역계의 질환은 면역세포의 생성장애나 면역세포의 기능부전으로 나타나는 면역결핍증, 면역계의 기능항진으로 볼 수 있는 알레르기질환과 자가면역 질환, 면역세포의 악성변형으로 인해 나타나는 백혈병, 임파종 등으로 구분하는데, 면역반응에 의해 세포나 조직에 손상을 일으키는 과민반응의 발생기전에 대한 분류는 1963년 Gell과 Coombs에 의해 Ⅰ·Ⅱ·Ⅲ·Ⅳ형으로 분류한 이후 이들의 분류체계를 많이 이용하

---

1 히스타민(histamine) : 동물조직 내에 널리 존재하는 독성이 있는 화학물질. 단백질 분해산물인 히스티딘에서 생성되며 상처나 약에 의해 활성화 되어 혈관확장을 일으키고 심하면 알레르기증상을 일으킨다.

2 류코트리엔(leukotrien) : 지질에서 유래한 아라키돈산으로부터 리폭시게나제 경로에 의한 대사에 의해 생합성된다. 천식 및 알레르기증상이 생길 때 몸속에서 분비되어 기관지염증을 유발한다.

고 있다. Ⅰ·Ⅱ·Ⅲ형은 항체가 관여하는 체액성 면역반응으로서, Ⅰ·Ⅱ형은 세포 표면에서 반응이 일어나고 Ⅲ형은 세포외액에서 일어난다. Ⅳ형은 주로 T세포와 대식세포가 관여하는 세포매개 면역반응으로서 대개 항원에 노출된 수일 후에 증상이 나타나는 지연형 반응이다.

**◈ 과민반응의 종류와 기전**

1. Ⅰ형 과민반응 : 즉시형, anaphylaxis형
2. Ⅱ형 과민반응 : 세포독성형(IgG, IgM)
3. Ⅲ형 과민반응 : 면역복합체형(IgG, IgM)
4. Ⅳ형 과민반응 : 지연형, 세포매개형
5. Janeway 등에 의한 Ⅳ형 과민반응의 수정(2001년)

| | | | |
|---|---|---|---|
| Th1 cells | Soluble Ag | Macrophage ↑ | 접촉성 피부염, 튜베르쿨린 |
| Th2 cells | Soluble Ag | Eosinophil ↑ | 천식, 알레르기비염 |
| Tc cells | Cellular Ag | Direct cytotoxic | 접촉성 피부염, GVHD(graft vs host disease) |

## 2. 알레르기 염증반응

Gell-Coombs에 의한 과민반응의 분류는 알레르기항원에 대한 과민반응의 초기 발생 기전에 기초를 두었고 추가로 일어나는 반응과 질환자체는 과민반응의 분류에 염두를 두지 않았기 때문에 이들의 분류체계로 과민반응을 설명하는 데는 한계가 있다.

알레르기질환은 IgE 항체가 관련된 기전에 의한 염증을 특징적으로 나타낸다. 알레르기항원에 노출되었을 때 수분 이내 증상(코 : 가려움, 수양성 비루. 폐 : 기관지 수축,

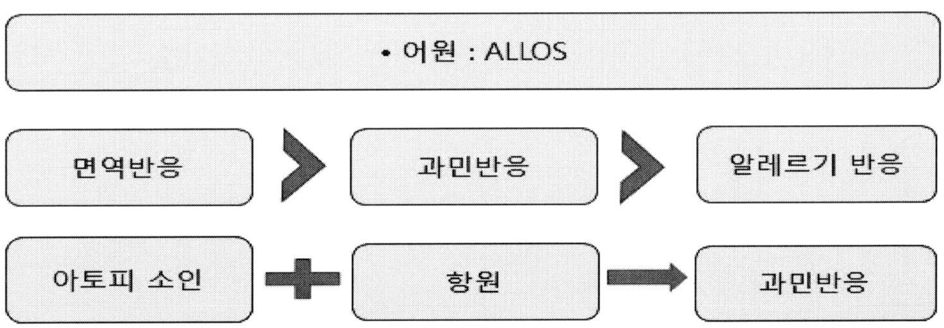


**그림 1. 알레르기 반응**

점액 분비. 피부 : wheal & flare, 가려움)이 나타나며, 많은 양의 알레르기항원에 노출 시에는 6~8시간 후 후기반응으로 코막힘, 폐기능 저하, 피부의 홍반, 부종 증상이 나타난다. 또 조직에 활성화된 Th2 림프구, 호산구, 호염기구, 호중구 등이 침투되는 염증을 초래하고 말초조직의 과민반응성이 증가한다. 즉, 아토피 환자에게 원인항원으로 유발시험을 하였을 때 조기반응은 Ⅰ형 과민반응으로서 비만세포에서 분비되는 화학 매체에 의해 발생한다. 후기반응은 알레르기 염증반응으로서 Ⅳa2 아형 과민반응과 Ⅰ형 과민반응 모두가 관여하는 반응이다. Ⅳa2 아형 과민반응은 T세포(Th2 type), Ⅰ형 과민반응은 비만세포에 의해 매개되는데, 이들 세포에서 분비되는 cytokine에 의해 호산구, 호염기구 등의 염증세포의 침윤이 특징인 알레르기 염증이 발생한다.

Ⅰ형 과민반응의 발생에는 비만세포가 중추적 역할을 하는데, 비만세포의 세포질 과립 내에 저장되어 있는 히스타민을 위시하여 작은 분자량의 ECF-A(neutrophil chemotactic factor of anaphylaxis), 큰 분자량의 NCF, 활성화된 비만세포의 세포막 인지질의 대사산물로서 새롭게 생산되는 PG(prostaglandin)과 LT(leukotriene)들이 IgE에 감작된 비만세포가 알레르기항원에 노출되어 비만세포 표면에 부착된 IgE가 알레르기항원과 결합하면 세포 밖으로 유리되어 과민반응을 나타낸다(표 2). 혈중에 존재하는 호염기구와는 대조적으로 비만세포는 외부로부터의 자극물질과의 접촉부위, 즉 피부표면, 기도 및 위장관 점막, 림프관 주위, 혈관 주위, 장막 등에 많이 존재한다.

기존에는 Ⅰ형 과민반응이 기관지천식과 알레르기비염의 주요한 발생기전으로 생각했지만, 천식환자에서 원인 항원으로 기관지유발시험을 시행하였을 때 후기반응이 일어난다는 사실이 알려지면서 Ⅰ형 과민반응 이외의 기전도 알레르기 염증반응의 발생에 중요하다고 생각하게 되었다.

후기반응의 발생기전으로 비만세포에서 유리되는 LTC4 / D4의 지속적인 효과라는 설, 항원-항체 복합체에 의한 보체의 활성화에서 기인한다는 설, 세포매개성 과민반응의 일종이라는 설 등이 제시되었으며, 알레르기항원에 의해 후기반응을 보인 아토피 환자에서 생검을 통해 병리소견을 관찰하였을 때 호산구와 CD4+ T세포의 침윤이 특징적이고 이들 T세포에서 Th2 type(IL4, IL5)의 cytokine이 분비된다는 사실이 알려지면서 알레르기 염증은 또 다른 세포매개성 과민반응이 관여함이 알려졌다. 이러한 연구결과로 기존의 Gell-Coombs의 분류에서 Ⅳ형 과민반응은 Ⅳa1 아형 과민반응으로, 기관지천식, 알레르기비염, 아토피 피부염 등에서 보이는 만성 알레르기 염증반응은 **Ⅳa2 아형 과민반응**으로 새롭게 분류되었다. Ⅳa1 아형과 Ⅳa2 아형에 관여하는 초기 세포는 각각 CD4+ type1(Th1 type)과 CD4+ type2(Th2 type)로서 이들 세포에서 분비되는 cytokine에 따라 염증반응이 결정된다.

**표 2. 염증성 화학매개체의 작용**

| 화학 매개체 | 생산세포 | 민무늬근 수축 | 기도상피 손상 | 혈관투과성 항진 | 점액 분비 | 세포 동원 | 지각신경 자극 |
|---|---|---|---|---|---|---|---|
| 히스타민 | 비만세포, 호염기구 | + | + | + | + | + | ++ |
| LCT4, D4, E4 | 비만세포, 호염이구, 단핵구, 대식세포, 호산구 | +++ | - | ++ | + | - | ++ |
| PGD2 | 비만세포, 대식세포, 혈소판 | ++ | ? | + | + | + | ++ |
| PAF | 비만세포, 호염기구, 대식세포, 단핵구, 호중구, 호산구 | ++ | ++ | ++ | + | +++ | + |
| LTB4 | 호염기구, 호중구, 대식세포, 단핵구, 상피세포 | ± | - | - | - | +++ | - |
| MBP | 호산구, 호염기구 | - | +++ | - | ? | ? | ? |

MBP : major basic protein

알레르기질환의 병태생리학적인 기전은 염증반응으로 이해되고 있고 이러한 염증반응을 일으키는 데에는 비만세포 및 호염기구, 호산구, 호중구, 림프구, 상피세포, 단핵구 및 식세포, 혈소판 등의 염증세포와 기도, 비강 등에 다양한 영향을 끼쳐 알레르기질환의 병리학적 특징을 유발하는 각종 염증성 화학매체[3], cytokine, 유착분자 등이 관여하고 있다.

인체의 면역체계가 원래는 인체에 아무런 해가 없는 물질인 알레르기항원을 위험한 것으로 오인하여 면역반응(알레르기반응)을 일으키고 이 반응의 결과로 생기는 것을

3 염증성 화학매체 : 대표적으로 histamine, leukotriene, prostaglandin 등이 있으며 이들은 기도 평활근 수축, 미세혈관의 투과성 증가, 기도점액 분비 증가, 다른 염증세포의 유인 등의 작용을 한다.

알레르기라고 한다.

알레르기가 나타나기까지에는 두 단계가 있는데, 첫 단계인 민감화 과정은 면역체계와 알레르기항원이 만나 항원이 인체에 해가 없음에도 그에 대항하는 항체가 만들어진다. 이때 생산되는 항체들은 벌레, 흡충, 아메바 같은 기생충으로부터 인체를 보호하는 항체와 같은 종류이며 IgE로 알려져 있다. 기생충들은 바이러스나 박테리아에 비해 크기 때문에 인체는 이것을 제거하기 위해 별도의 방법을 강구해야 한다. IgE는 자신이 직접 비만세포[4]와 호염기구[5]에 부착된다는 점에서 다른 종류의 항체들과 다르다. 비만세포와 호염기구들은 기생충을 죽이는 수천 개의 독성과립이 있으며 이것은 알레르기항원이 세포 표면에 있는 IgE와 결합될 때 방출된다.

민감화가 발생한 후에 면역체계는 알레르기항원에 대한 기억을 계속하고 있으므로 다시 항원을 만나면 과거의 일을 기억해내지만 민감화는 아무런 증상도 일으키지 않기 때문에 우리는 이런 일이 벌어지고 있다는 사실을 알아채지 못한다. 알레르기가 나타나기까지 수년이 걸리는 특별한 알레르기항원은 인체가 항원을 처음 만났을 때 민감화가 발생하지 않는다.

다음 단계로 일단 민감화가 된 후에는 아주 소량의 알레르기항원이 들어와도 알레르기반응을 일으킬 수 있다. 비만세포나 호염기구의 표면에서 알레르기항원과 결합한 IgE는 독성과립을 방출한다. 독성과립은 히스타민과 같은 자극성 화학물질과 수많은 종류의 효소로 구성되어 있다. 기생충 감염 때문에 이런 반응이 일어났다면 화학물질들은 침입한 생명체를 죽이는 데 도움을 준다. 그러나 이런 현상이 꽃가루처럼 인체에 해가 없는 물질에 반응해서 생긴 것이라면 반응의 결과로 생겨난 물질들은 인체에 유용하게 쓰이지 못하고 **인체조직에 혈액공급을 증가**시키며 **모세혈관에서 체액이 새어나가게** 하고 **국소 자극**을 일으킨다. 그 결과 이 물질들의 영향을 받는 부위는 열이 나고, 발적되며, 가렵고, 부풀어오르고, 체액의 과잉분비 등이 일어난다. 폐로 연결되는 기도와 대장에 경련을 일으켜 쌕쌕거림, 숨참, 복통, 설사 등을 일으킬 수도 있다. 이런 일련의 과정을 거쳐 알레르기와 연관이 있는 증상이 발생하게 되는 것이다.

그러나 알레르기의 증상이 매번 똑같지는 않다. 많은 인자들이 알레르기반응의 종류와 강도에 영향을 미치는데, 알레르기항원의 양, 노출된 신체부위, 알레르기반응을 촉진시키는 다른 요인의 존재 여부(대기오염 등), 그 시점에서의 건강상태 등에 따라서 차이가 있으며, 나이가 들면서 더 심해질 수도 약해질 수도 있다.

---

4 비만세포 : 동물의 결합조직에 널리 분포하는 세포. 표면에 IgE에 대한 수용체가 존재하며 즉시형 알레르기반응 등과 관련이 있다.

5 호염기구 : 호중구보다 약간 작고 염기성 색소에 잘 물드는 대형과립의 백혈구.

특정한 사람에게 알레르기가 생기는 이유는 아직 완전히 밝혀지지 않았다. 그러나 알레르기는 가족 내에서 나타나는 경향이 있으며 이와 같은 알레르기를 일으키는 유전적 성향을 **아토피**(atopy)[6]라 부른다. 선천성 과민성(아토피성)은 종종 한 가정의 여러 구성원들에게 찾아오는 총체적인 알레르기질환을 일컫는다. 일반적으로 아토피성 유전적 성향을 나타내는 알레르기에는 기관지천식, 알레르기비염, 아토피피부염이 있다. 그러나 **아토피성 알레르기질환자의 20% 정도는 가족 가운데 유일하게 혼자 알레르기**를 앓는다. 또한 보통 사람들에게는 해가 없는 외부 물질에 **과민한 반응을 보이는 체질의 사람 모두가 알레르기 증상이 있는 것은 아니다.** 이들 중 일부는 증상이 없을 수도 있으며, 또 다른 사람들은 기침, 호흡곤란, 콧물, 재채기, 가려움 등의 증상이 발생하게 되는데 이러한 경우를 알레르기질환이라고 한다.

### 1) 알레르기가 나타나는 과정

알레르기가 나타나기까지 두 단계를 거치며, 첫 단계인 민감화에서는 아무런 증상이

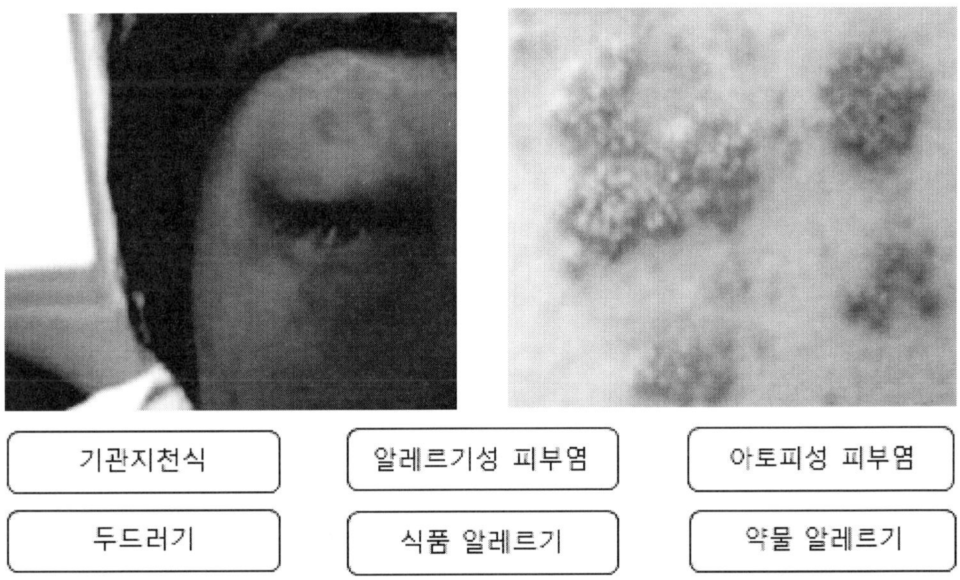


**그림 2. 알레르기질환들**

6 아토피(atopy) : 1923년 RA Cooke와 AF Coca가 꽃가루병, 기관지천식과 같은 유전경향이 강한 일군의 알레르기질환을 포괄하는 질환 개념으로 제창한 용어이다. 그 어원은 그리스어의 'atopos(strangeness)'로서 '기묘한', '이상한', '부적절한' 질병이라는 뜻이다. 현재는 항체와 알레르기항원의 면역반응에 의한 증상을 주요 증상으로 하며 유전경향이 강한 아토피질환에는 아토피피부염 이외에 천식, 알레르기성 비염, 알레르기성 결막염 등을 포함하는 알레르기질환군으로 정의된다

없고 그 다음 단계에서 알레르기반응이 일어난다.

#### (1) 민감화

민감화는 인체가 알레르기항원을 만나 그것이 낯선 것임을 알아채고(T림프구) 백혈구(형질 / 기억B림프구)에 항원에 대한 기억을 남기는 과정이다.

#### (2) 알레르기반응

① 인체가 일단 민감화된 다음 동일 알레르기항원을 만나면 아주 소량에도 반응
② 항원이 인식되면 기억B림프구에 의해 많은 양의 IgE 생성
③ IgE 항체의 일부는 독성과립을 함유한 비만세포에 부착
④ 알레르기항원은 비만세포의 표면에 존재하는 IgE와 결합하여 격렬한 반응을 일으킴. 비만세포가 터지면 알레르기의 여러 증상의 원인이 되는 독성물질 방출

### 2) 가장 흔한 알레르기항원

항원은 크게 공기 중에 떠다니는 **흡입성 항원**과 음식물 중에 포함되어 있는 **식품 항원**으로 나누는데, 호흡기를 통해 들어오는 알레르기항원은 연중 주위에서 접하는 통년성 항원(집먼지진드기, 곰팡이, 바퀴벌레, 애완동물 등)과 특정 계절에만 문제가 되는 계절성 항원(꽃가루)으로 구분한다.
거의 모든 알레르기항원은 단백질로 구성되어 있으며 모든 살아 있는 유기체에서 발견되는 수소 · 산소 · 질소로 구성된 유기 화합물이다.
간혹 페니실린과 같은 약물은 단백질이 아니면서 알레르기항원으로 작용하는데, 이런 물질들은 체내에서 작은 단백질 구조의 불완전항원(hapten)이라 부르는 물질과 결합함으로써 알레르기반응을 일으킨다.
실제로 어떤 단백질도 알레르기항원이 될 수 있으며 항상 새로운 항원이 발견된다.

#### (1) 집먼지진드기

집먼지진드기는 육안으로는 보이지 않는데, 그 습성이 따뜻하고 습한 환경을 좋아한다. 그런 집먼지진드기가 최근에 더욱 흔해졌는데, 이중유리, 천장과 벽의 보온 단열재, 그 밖의 여러 건축 자재를 에너지 절약과 생활의 편리를 위해 이용한 결과 환기가 잘 되지 않고, 따뜻하고 습한 환경이 조성되어 집먼지진드기가 서식하기에 적합한 환경이 조성되었기 때문이다. 집먼지진드기는 집 안 먼지의 상당부분을 차지하는 사람의 몸에서 떨어지는 피부 부스러기를 먹고 산다. 알레르기항원으로 작용하는 것은 집

먼지진드기의 분비물로서 오랜 시간 공기 중을 떠돌다가 숨을 쉴 때 사람의 기도를 통해 폐로 들어가서는 호흡기 관련 알레르기질환을 일으키고. 분비물이 피부에 직접 접촉하면 습진을 일으킨다. 우리나라 알레르기 환자의 약 70%가 집먼지진드기에 양성 반응을 보인다.

### (2) 꽃가루

꽃가루는 아주 가벼워서 공기 중에 오래 떠 있을 수 있는데, 그 공기 중의 꽃가루가 민감화된 사람의 눈, 코, 폐 등에 이르면 꽃가루병과 같은 알레르기반응을 일으킨다. 꽃가루 알레르기를 예방하기 위해 식물별로 꽃가루 생산시기를 기록한 달력을 보고 자신에게 알레르기를 일으키는 식물의 꽃가루 생산시기를 미리 알아두고 대처하는 것도 한 방편이 된다. 우리나라에서 알레르기를 유발하는 꽃가루는 날씨, 특히 기온에 영향을 많이 받는다. 꽃가루는 영하의 날씨에는 날리지 않고 영상 10℃ 이상에서 활발한데 연중 2월 중순부터 5월 말까지의 봄과 8월 중순부터 9월 말까지의 가을, 2번 정도가 꽃가루 알레르기의 절정기이다. 봄과 여름에는 나무나 잔디 같은 초목류, 늦여름이나 가을에는 쑥, 돼지풀, 한삼덩굴 등 잡초류의 꽃가루가 꽃가루 알레르기의 주요 원인이 된다.

미세한 꽃가루가 코나 입을 통해 호흡기로 들어가면 점막에 붙어 알레르기비염이나 결막염을 일으키고, 꽃가루가 침이나 가래 등으로 분해되어 모세기관지나 폐에 도달하면 천식 등의 증상을 일으키기도 한다. 모든 사람이 알레르기를 일으키는 것은 아니고 유전적 배경이 있는 사람에게서 발병률이 높다. 예를 들어, 부모에게 알레르기가 있으면 자식이 알레르기가 있을 확률이 60~80%에 이른다. 즉, 유전적인 배경이 있는 사람이 어느 특정 꽃가루에 과민반응을 보이는 것이 **꽃가루 알레르기**이다.

### (3) 동물의 피부 부스러기와 털

털이 있는 동물 대부분은 알레르기를 일으킨다. 알레르기항원은 피부 부스러기, 털, 때로는 동물의 침 등에 존재한다. 소아천식의 40%는 애완동물의 알레르기항원이 원인이 되어 발생하는 것으로 알려져 있다. 애완동물의 알레르기항원은 아주 강력하고 오래 지속되며 쉽게 퍼지므로 직접 애완동물을 키우지 않더라도 일상생활 중에 알레르기반응을 일으키기에 충분한 양의 알레르기항원에 노출될 수 있다.

### (4) 음식물알레르기

5세 미만의 어린이에게 가장 흔하게 알레르기를 일으키는 음식은 우유와 계란이고,

5세 이후가 되면 다른 종류의 음식으로 인한 알레르기가 더 많아진다. 예로 콩과식물인 땅콩, 견과류, 갑각류(조개, 새우 등), 생선 등이 있다. 음식물알레르기의 증상은 입술이 따끔거리고 붓는 정도의 가벼운 증세에서부터 생명을 위태롭게 하는 것까지 다양하다.

### (5) 곰팡이와 포자
특정한 종류의 곰팡이와 식물이 만드는 포자는 사람에 따라 알레르기반응을 일으키는데, 계절로는 가을에 특히 많다.

### (6) 약물알레르기
항생제와 같은 특정 약물들이 알레르기반응을 일으킬 수 있다. 동일 약물이지만 처음 사용할 때는 아무런 문제 없다가 여러 번 복용하면 알레르기를 일으킬 수도 있다.

### (7) 곤충에 쏘임
사람에 따라서는 아주 격렬한 알레르기반응(anaphylaxis[7])을 일으킬 수 있는데, 벌 종류 중에도 특히 말벌에 쏘였을 때 가장 문제가 많이 발생한다.

## 3) 환경인자에 따른 알레르기 발생 요인
아토피는 알레르기질환을 일으킬 수 있는 유전되는 소인으로 아토피 체질을 가진 사람이 알레르기항원 역할을 하는 주변 물질에 접하면 알레르기항체(IgE)를 과잉 생산하는 경향이 있다. 아토피는 유전되지만 알레르기질환이 나타나는 데는 환경인자도 중요한 역할을 하는데, 그 예로 일란성 쌍둥이가 동일한 알레르기반응이 일어나지 않는다면 그 이유는 접하는 환경인자가 다르기 때문인 것으로 여겨진다. **아주 어린 나이, 더 나아가 임신 중에 만나는 여러 인자들도 부모로부터 유전되는 알레르기 유전자의 용량과 복합적으로 작용**하여 알레르기의 발현여부를 결정짓게 된다.
**아토피라 하더라도 알레르기항원에 처음 노출되는 시점과 노출의 강도가 특히 중요**하다. 알레르기항원에 노출되지 않는다면 당연히 알레르기는 발생하지 않을 것이다. 어릴 때 자주 겪는 바이러스 감염증들도 알레르기의 발현에 영향을 미칠 수 있으며 감염증은 알레르기에 대한 저항력을 높이는 것으로 보인다. 임신 중이나 어린 나이에 담

---

7 Anaphylaxis : 항원항체 반응으로 일어나는 생체의 과민반응. 일반적으로 알레르기가 국소성 반응인데 비해 가장 심한 형태의 전신성 알레르기반응으로 호흡곤란, 전신성 두드러기, 전신성 홍조, 혈관부종, 혈압저하(쇼크), 구토, 복통 등의 증상이 나타나며 심하면 허탈증세와 사망에 이른다

배연기에 자주 노출되었다면 아토피가 될 위험성이 높아진다. 담배를 피우는 임산부나 애완동물을 키우는 가정 또는 아토피인 부모에서 태어난 아이, 꽃가루가 많은 계절에 태어났거나 태어난 후 보온이 잘 된 집에서 자란 아이, 유아식으로 알레르기항원이 많이 함유된 음식을 먹은 아이에게 알레르기가 나타날 위험이 크다.

알레르기질환의 발현에 가장 중요한 위험인자는 알레르기질환이 있는 부모에게서 태어나는 것이다. 그러나 알레르기 환자가 갑자기 증가한 것은 최근 현 세대의 문제이다. 유전자의 변화는 여러 세대에 걸쳐 일어나는 것이 보통이므로 최근의 알레르기질환 증가에는 이외에 다른 환경인자들의 연관성을 유추할 수 있다(예, 환경위생설[8]).

### (1) 유아식

유아가 우유나 계란 등 알레르기항원이 있는 음식에 일찍부터 노출되면 알레르기질환이 나타날 가능성이 커진다. 고체 음식을 먹기 시작하는 시기를 늦추면 알레르기 중 특히 습진(아토피피부염)이 생기는 것을 막을 수 있을 것으로 보인다. 2세 이전에 발생하는 습진은 생후 4개월 이전에 여러 가지 고체 음식을 먹었던 것과 직접적인 연관이 있다. 모유수유를 하는 산모가 우유, 계란, 땅콩, 생선 등의 알레르기항원 함유 음식을 피하면 유아를 알레르기로부터 보호할 수 있다. 서구 사회는 방부제와 화학물질이 함유된 가공식품을 먹는 경향이 늘어나고 알레르기의 발생을 억제하는 항산화물질이 함유된 신선한 과일이나 야채의 소비는 줄고 있다. 주요 항산화물질로는 비타민 A · C · E와 셀레늄 등이 있으며 이들은 신선한 과일과 야채에 많이 함유되어 있다.

### (2) 담배연기

출산 전후에 담배연기에 노출되는 것은 알레르기와 알레르기질환의 발현과 밀접한 연관이 있다(IgE의 혈중농도가 높음). 또한 그러한 환경에 노출되면 흉부질환은 2배 높으며 7세까지 폐기능이 현저하게 낮다. 간접흡연이 알레르기질환을 일으키는 주요 인자로 확인된 만큼 가임기 여성의 흡연에 대해 경각심을 가질 필요가 있다.

---

8 환경위생설 : 이 가설은 역학적 · 실험적 · 임상적으로 뒷받침되는데, Th1 관련 자가면역질환, Th2 관련 알레르기질환의 연구자들에 의해 독자적으로 제안된 것으로 과거 30년간 알레르기질환의 급작스런 증가는 그 원인이 생활 환경변화에 있다고 본다. 즉, 출생 후 초기에 면역계가 정상적으로 발육하기 위해 필수적으로 취득해야 할 환경(여러 세균을 포함)으로부터 제공되는 유전자 진화 시 입력된 자료를 현대 생활환경에서는 충분하게 취득할 수 없기 때문에 Th2 면역편향이 일어나 알레르기가 발생된다고 설명한다. 따라서 어려서 항생제를 다용하였거나 낮은 장내 젖산균 수는 알레르기 발생이 높다는 역학 자료이다.

### (3) 실내환경

현대적 건물은 보온과 단열이 잘 되는 만큼 환기가 어려운데, 이와 같은 실내환경이 알레르기를 일으키는 위험인자가 된다. 또한 플라스틱이나 합성도료와 같은 물질에서 발생하는 화학분진의 양이 증가하고, 실내습도가 높아짐에 따라 곰팡이와 집먼지진드기 등의 번식이 증가한 것도 위험요인이다.

### (4) 감염과 항생제

어릴 때 바이러스나 박테리아에 자주 감염되면 아토피나 알레르기질환의 발생을 막을 수 있다는 분명한 증거들이 나타나고 있다. 어려서 균에 감염되면 인터페론-감마라는 화학물질의 생산이 증가한다. 인터페론-감마는 알레르기가 있는 사람보다 그렇지 않은 사람에서 더 많이 발견되는 물질이다. 즉 과보호를 통해 아이가 인터페론-감마의 혈중농도가 낮다면 알레르기질환에 걸릴 가능성을 높을 수도 있다.

항생제의 남용도 비슷한 역효과가 있다.

또 형제자매가 많거나 탁아시설 등에서 다른 아이들과 어울릴 기회가 많았던 아이들은 꽃가루병이나 천식이 덜 나타난다.

### (5) 기타 알레르기항원

어릴 때 공기 중의 알레르기항원에 과다하게 노출되면 나중에 알레르기질환이 나타날 위험성이 증가하는 것으로 보인다. 꽃가루가 많은 계절에 태어난 아이들은 그렇지 않은 아이들에 비해 꽃가루알레르기가 나타날 가능성이 더 높다. 마찬가지로 어릴 때 애완동물에 노출되었던 아이들은 알레르기 발현 위험성이 더 높다. 민감화는 모든 연령에서 일어날 수 있지만 생후 첫 1년이 가장 중요하며 임신 중기와 후기 또한 중요하다는 사실이 입증되고 있다.

# 2장 알레르기 진단

알레르기가 있다고 생각되면 정확한 진단을 받는 것이 중요하다. 진단 결과 알레르기로 판명되면 올바른 치료와 관리 계획을 수립해야 한다. 알레르기가 아닌 것으로 판명되면 증상의 원인을 찾아야 한다. 여기서는 다양한 알레르기 진단법과 각각의 진단법을 사용하는 시기, 장단점에 대해 알아볼 것이다.

최소한 한 가지 이상의 검사를 시행한다. 알레르기가 발생한 적이 있으나 원인을 모르는 경우에는 알레르기항원을 알아내기 위한 검사를 우선적으로 실시한다. 알레르기 반응의 원인을 알고 있다 하더라도 특정 알레르기 검사법으로 다시 확인을 해야 할 경우도 있다. 알레르기반응이 심할 경우에는 더욱 그러하다. 알레르기질환에 대한 치료는 장기화할 수 있으므로 치료를 시작하기 전에 원인을 규명하는 것이 중요하다. 알레르기 검사는 증상의 원인이 알레르기인지 아니면 불내성이나 과민성인지 확실치 않을 때도 도움을 준다. 직업성알레르기는 법적인 문제를 야기할 수 있으므로 반드시 규정에 맞는 알레르기 검사를 통해 확인되어야 한다. 검사결과는 명확한 답을 제시하는 것이 아니라 임상 퀴즈의 단서를 제공해 줄 뿐이기 때문에 환자의 병력 등을 종합하여 결과를 분석하고 적절한 조언을 할 수 있는 전문가에 의해 분석되어야 한다.

## 1. 바른 검사법 선택하기

어떤 검사법이 적합한지는 환자의 나이, 알레르기 발생부위, 추정 원인, 반응의 정도 등 알레르기반응의 세부사항에 따라 달리 적용된다.

알레르기 진단을 위한 모든 검사는 반드시 다음 사항을 포함하여야 한다.

- 연관성(알레르기와 연관된 모든 것을 검사할 수 있어야 함)
- 표준화(진단결과가 다른 곳에서도 활용될 수 있어야 함)
- 반복성(조건을 달리해도 결과가 유사해야 함)
- 특수화(알레르기가 있는 사람만 가려낼 수 있어야 함)
- 민감성(양성이어야 할 결과가 음성으로 나오지 않아야 함)

알레르기는 한 가지 검사만으로 완벽하게 파악할 수는 없다. 그러나 그 검사를 통하여 다음에 어떤 검사가 필요한지 알 수 있으며, 그러한 과정을 거치다 보면 대부분의 알레르기질환은 정확히 진단될 수 있다. 간혹 일반적인 검사로 알레르기의 원인을 정확히 알아내지 못했다면 전문의에게 다시 검사를 받을 필요가 있다.

## 2. 알레르기 검사

### 1) 알레르기 피부시험

가장 많이 사용되는 알레르기 진단법으로 부작용이 거의 없는 안전한 국소 검사이며 실제 알레르기가 있는지 판단하는 가장 정확한 방법이다.

그러나 심한 알레르기반응을 일으킨 경험이 있는 사람은 종합병원에서 검사를 받아야 한다. 또한 검사에 방해가 될 항히스타민제, 부신피질스테로이드 약물, 항우울제 등을 복용 중이라면 그 사실을 검사자에게 알려야 한다.

알레르기 피부시험 중 피부단자시험을 가장 많이 사용하는데, 이 시험은 대단히 정밀한 검사로서 검사 결과가 음성이라면 알레르기가 없다는 확증을 삼을 수 있다. 그러나 양성반응이 나타나면서 현재 아무 증상이 없다면 과거에 문제가 있었거나 미래에 문제가 될 숨은 알레르기, 즉 잠복성 알레르기가 있을 수 있음을 의미한다.

알레르기 피부시험은 간단하고 빠르고 비용이 적게 들며 팔과 등에 공간만 충분하다면 한꺼번에 여러 가지 알레르기항원(16가지 이상의 알레르기항원 적용)을 검사할 수 있다. 이 검사의 단점은 너무 어린 아이나 노인들에서는 신뢰할 만한 결과를 얻지 못할 수도 있다.

### 2) 첩포시험

알레르기로 의심되는 접촉피부염에 사용한다. 보통 신체의 등 부분 피부에 적용하며 감염이 없는 깨끗한 피부에 적용하는 것이 중요하다. 이 검사는 비교적 간단하고 안전한 방법이지만, 때로 가려움이나 물집이 검사 부위에 나타날 수도 있다. 검사 결과의 분석은 쉽지 않으나, 검사가 제대로 시행되기만 하면 접촉피부염에 대해 유용한 정보를 얻을 수 있다. 다만 검사에 사용된 금속과 환자 개인의 병력에 관한 철저한 지식이 필요하다.

### 3) 특이 면역글로불린E 측정법

혈중의 특이 알레르기항체(IgE)의 농도는 방사선알레르기흡착검사(radio allergo sorbent test: RAST)로 측정할 수 있다. 이 측정법은 집먼지진드기 알레르기 등을 진단할 때 유용하다. 이 검사는 알레르기 피부시험이 불가능할 때 특히 유용한데, 예를 들면 항히스타민제를 사용하지 않으면 알레르기가 악화되는 환자는 알레르기 피부시험이 불가능하다. 환부가 넓은 습진 환자나 피부염 환자도 알레르기 피부시험이 어렵다. RAST 역시 결과 분석이 중요한데 그것은 알레르기가 없는 사람에게서 양성반응이 일어날 수 있고, 특정 알레르기를 가진 사람이 음성반응이 일어날 수도 있기 때문이다.

### 4) 유발검사

상황에 따라서는 환자를 알레르기항원으로 의심되는 물질에 직접 노출시켜 고의로 알레르기반응이 일어나게 하고 그것을 바탕으로 진단하고 확인하는 것이 최선의 방법이 될 수 있다. 그러나 이 방법은 아주 조심스럽게 잘 통제된 환경에서 실시되어야 한다. 예를 들어 쌕쌕거림이나 천식이 문제라면 알레르기항원을 흡입하는 방식을 써야 하고, 음식물알레르기가 의심되면 입을 통해 알레르기항원을 투여하는 방식을 써야 한다.

그러나 이 검사는 심한 알레르기반응이나 아나필락시스가 있는 사람에게는 사용할 수 없고, 음식물알레르기가 의심되지만 원인물질이 확실치 않을 때 사용할 수 있다. 예를 들어 피부자극 검사 결과 여러 가지 음식물에 양성반응을 나타냈다면 증상을 일으키는 음식이 정확히 무엇인지 확실치 않은데, 이럴 때 이중맹검을 통해 증상이 나타나지 않으면 해당 음식은 알레르기를 일으키지 않는 것으로 제외할 수 있다. 이 검사는 검사 도중 심한 알레르기반응을 일으킬 수 있으므로 이런 상황에 대처가 가능한 곳에서 실시한다.

### 5) 폐기능 검사

천식을 진단하고 병의 진척을 모니터하기 위해 여러 종류의 폐기능 검사가 이용되며 치료 방법을 바꾼 후 특히 많이 실시한다. 이중 가장 많이 쓰이는 것은 최대호기량검사이다. 최대호기량을 기록하는 것에 익숙해지면 측정의 결과는 천식이 잘 조절되고 있는지, 약물을 증량해야 하는지 등의 판단에 대단히 유용하다. 또 천식이 어느 정도의 상태인지 판단하기 어려운 사람에게도 도움이 될 수 있다.

### 6) 보완의학적인 검사

#### ① 응용 운동학

알레르기항원으로 의심되는 물질에 노출되기 전과 후의 근육강도를 측정한다. 이것은 알레르기가 골격근의 강도를 변화시킨다는 이론에 근거를 두고 있다.

#### ② 세포독성 검사

알레르기 원인 음식물이 백혈구의 형태와 크기를 변형시킨다는 아직 확인되지 않은 이론에 근거를 두고 있다.

#### ③ 유발-중화 검사

알레르기를 유발하는 것으로 의심되는 물질을 알레르기반응으로 간주되는 특별한 감각을 경험할 때까지 혀 밑이나 피하주사로 투여한다. 증상이나 느낌의 성질과 강도는 표준화되어 있지 않으며 검사대상이 되는 증상과 같을 필요도 없다. 증상이 소실될 때까지 투여 물질의 농도와 양을 증가시킨다.

#### ④ Vega 검사

이 검사는 알레르기항원과 접촉하기 전후의 전자기장을 측정하는 방법이다.

#### ⑤ 모발 분석

모발의 외관과 화학성분을 검사하여 의학적 문제를 진단하는 방법이다.

#### ⑥ 맥박 검사

알레르기항원에 노출된 후의 맥박 변화가 알레르기 원인물질 규명에 쓰일 수 있다는 주장을 따른 검사법이다. 이 검사법은 주로 음식물알레르기의 진단에 쓰인다.

# 3장 알레르기 치료

문제를 일으키는 알레르기항원이 확인되면 그 항원에 노출되는 기회를 줄이거나 완전히 피할 수 있으므로 증상 조절을 위한 약의 복용을 감소시킬 수 있다. 한편으로 건강한 몸을 유지하고 적절한 식이를 따르며 담배연기와 다른 공해 물질에 노출되는 것을 피하는 등의 방법도 도움이 될 수 있다. 또한 면역요법으로 치료를 받을 수도 있는데, 이 요법은 모든 사람에게 효과가 있는 것은 아니나, 알레르기 증상의 발현을 멈추게 하거나 줄일 수 있다. 이렇듯 알레르기질환의 3대 치료 원칙은 첫째, **환경관리와 회피요법** 둘째, **약물요법** 셋째, **면역요법**이다.
알레르기 치료의 목표는 다음과 같다.

- 증상 감소, 특히 급성 증상의 빈도와 강도 감소
- 일상생활의 불편 최소화
- 일, 여가, 운동, 식생활, 수면, 사회활동 등을 포함하는 삶의 질 향상
- 학교와 직장에서 능률향상
- 자존감 향상

## 1. 알레르기항원 회피

어떤 종류의 알레르기항원은 완전히 피하는 것이 불가능하나, 접촉을 줄이는 실용적인 방법들이 있으며 접촉을 줄이면 약물치료의 필요성도 줄어든다. 현대의학은 아직 알레르기를 완전하게 치료하지 못한다. 그러나 알레르기항원을 피하고 약물치료를 병행하면 증상을 효과적으로 조절할 수 있다.

### 1) 실내 공기 중의 알레르기항원

사람들은 하루 중 거의 대부분의 시간을 실내에서 보내므로 인체가 마시는 대부분의 공기는 실내 공기이다. 천식, 알레르기비염, 습진 환자의 최소 2 / 3가 실내 알레르기항원에 증상을 나타내는데, 흔한 실내 알레르기항원은 다음과 같다.

- 집먼지진드기
- 애완동물의 비듬과 털
- 곰팡이와 포자
- 바퀴벌레

이상의 항원들이 단독으로 또는 다른 인자들과 결합해 천식, 알레르기비염, 습진 등을 악화시키는 것으로 추정한다.

현대식 건축물은 실내 알레르기항원이 모이기에 이상적인 구조이다. 집은 점점 따뜻해졌고 이중유리가 일반화되는 등 환기가 원활하지 않은 환경이 되었다. 환기가 안 되고 온도가 높아지니 습도도 높아졌으며, 알레르기항원의 서식처 역할을 하는 양탄자, 침대와 소파 같은 가구의 사용이 늘었으며 의류 역시 성능 좋은 합성세제의 개발로 찬물 세탁이 가능해짐에 따라 옷에 묻은 알레르기항원 파괴의 효율성이 떨어지게 되었다.

### (1) 집먼지진드기 알레르기

어린이와 성인 통틀어 가장 흔한 알레르기에 속한다. 사람의 피부 부스러기를 먹고 사는 집먼지진드기는 25℃ 내외의 따뜻하고 습한 곳(55%~80%)에서 가장 잘 자라고 번식하는데, 알레르기를 일으키는 것은 진드기의 분비물이다. 집먼지에는 수많은 진드기와 그 분비물이 있다. 집먼지진드기는 고도가 높은 추운 지역이나 병원과 같은 환경에는 서식이 아주 드물어서 환자가 고도가 높은 지역이나 병원에 있을 때는 알레르기가 개선될 가능성이 있다.

알레르기 피부시험이나 혈액검사를 통해서 집먼지진드기알레르기로 판명되면 항원을 줄이려는 노력을 해야 한다. 진공청소기를 이용하여 자주 청소하고, 침구는 정기적으로 고온 세탁(최소 60℃ 이상)하여 알레르기항원을 최대한 없앤다. 회피요법의 다른 하나는 매트리스, 깃털 이불, 베개 등이 직접 피부에 닿지 않도록 효과적인 차단물을 이용하면 증상을 어느 정도 막을 수 있다. 침대를 고를 때는 원목이나 금속제 침대를 선택한다. 소파 겸용 침대나 집먼지진드기 알레르기항원이 끊임없이 떨어져 내릴 수 있는 이층침대 또는 차양식 침대는 피하는 것이 좋다. 양탄자는 치우거나 합성섬유로 만든 것을 사용할 것을 권한다. 합성섬유로 만든 양탄자는 정전기를 발생하여 집먼지진드기의 분비물을 끌어당겨 공기 중 알레르기항원의 양을 감소시킨다. 털이 있는 장난감은 치우거나 60℃ 이상으로 자주 세탁한다. 환기가 원활하면 습기가 감소하고 그 결과 집먼지진드기의 수가 줄어들기 때문에 창문을 열어 자주 환기시킨다. 이온발생기나 습기제거기는 시험 결과 의미 있는 차이가 없었다.

### (2) 애완동물 알레르기

알레르기질환의 주요 유발인자이며 알레르기 환자의 최소 1 / 3에서 애완동물 알레르기를 가지고 있다. 알레르기항원은 동물의 비듬, 털, 침, 소변, 대변 등에서 발견되며 서식 장소를 제한하는 것은 별다른 의미가 없다. 동물 알레르기항원은 오랜 시간 효과가 지속되기 때문에 애완동물을 더 기르지 않더라도 수개월 동안 청소해야 알레르기항원을 없앨 수 있다. 애완동물을 계속 키우고자 한다면 동물과의 접촉을 최소화하도록 노력해야 하며 동물과 가까이서 생활할 때는 특수한 옷을 입음으로써 집 안으로 알레르기항원이 묻어 들지 않게 한다. 동물과 접촉한 후에는 옷을 창고에 벗어 보관하거나 곧바로 세탁한다. 한편으로 수시로 집안을 청소하는 것을 잊지 않는다. 애완동물은 최소한 1주일에 1회 이상 목욕시키면 알레르기항원이 현저히 감소한다는 연구도 있다.

## 2) 실외 공기 중의 알레르기항원(꽃가루)

계절성 알레르기비염 등 화분증을 일으키는 것은 대부분 바람으로 꽃가루받이를 하는 식물들(風媒花)이다. 꽃가루는 작고 말라있으며 가볍기 때문에 아주 멀리 날아갈 수 있다. 무수히 많은 식물이 인간과 함께 공존하고, 개화기에는 종족 보존을 위해 무수히 많은 꽃가루를 먼 거리까지 날려 보내기 때문에 이를 피할 방법은 없다. 또한 인간이 밀집해 있는 주위에서 생육하는 식물의 꽃가루 알레르기 유발성은 더욱 강하다고 한다. 알레르기를 유발하는 식물은 주로 사람들이 거주하는 집 주위나 고수부지, 개천가, 아파트 주변 유휴지 등에 많이 분포되어 있어 도시나 그 주변에 살고 있는 알레르기 환자가 원인식물을 피하기는 쉽지가 않다. 대표적인 꽃가루 알레르기는 과거에 '고초열(hay fever)'이라 불렸던 질환으로 돼지풀(ragweed) 꽃가루에 의해 발생한 알레르기비염이다. 하지만 점차 알레르기의 병리기전이 밝혀지면서 꽃가루도 천식과 결막염의 증상이 일어날 수 있음을 알게 됨으로써 현재 임상에서는 증상별 분류보다 원인식물별 분류가 더 합리적으로 받아들여지고 있다. 실제로 식물마다 꽃가루를 날리는 계절이 다르므로 이러한 분류를 통해서 환자를 관리하기가 더 편리하다. 주로 봄철의 수목류, 여름철의 목초류(잔디), 가을철의 잡초류 꽃가루로 분류하여 나무꽃가루 알레르기, 잔디꽃가루 알레르기, 잡초꽃가루 알레르기로 분류하기도 한다. 풍매화는 육안으로 식별이 어려울 정도로 크기가 매우 작아(20~60㎛) 호흡기에 잘 도달하여 증상을 일으킬 수 있지만(소나무는 단백질의 특성상 알레르기 발생이 드물다), 충매

화처럼 꽃가루가 눈에 보일 정도로 큰 것은 알레르기반응을 일으킬 가능성이 희박하다(예외 : 직업적으로 자주 접촉하게 되는 화훼업 종사자 등).

**표 3. 알레르기 유발식물 목록**

| 과명 | 한국명 | 영명 | 학명 |
|---|---|---|---|
| 참나무과 Fagaceae | 상수리나무 | Oriental chestnut oak | *Quercus acutissima* Carruth. |
| | 떡갈나무 | Daimyo oak | *Q. dentata* Thunb. |
| | 굴참나무 | Oak | *Q. variavilis* Bl. |
| | 갈참나무 | Oriental white oak | *Q. aliena* Bl. |
| | 신갈나무 | Mongolian oak | *Q. mongolica* Fisch. ex Ledeb. |
| | 너도밤나무 | Beech | *Fagus engleriana* Seem. ex Diels |
| 자작나무과 Betulaceae | 자작나무 | Birch | *Betula platyphylla* var. japonica H. |
| | 오리나무 | Alder | *Alnus japonica* (Thunb.) Steud. |
| | 개암나무 | Hazelnut | *Corylus heterothylla* Fisch. ex Trautv. |
| 버드나무과 Salicaceae | 버드나무 | Korean willow | *Salix koreensis* Ander. |
| | 이테리포플러 | Italian poplar | *Populus euramericana* Guinier |
| 느릅나무과 Ulmaceae | 느릅나무 | Japanese elm | *Ulmus davidiana* var. *japonica* Nakai |
| | 팽나무 | Hackberry | *Celtis sinensis* Persoon |
| 뽕나무과 Moraceae | 뽕나무 | Mulberry | *Morus alba* L. |
| 버즘나무과 Platanaceae | 양버즘나무 | Planetree | *Platanus occidentalis* L. |
| 단풍나무과 Aceraceae | 단풍나무 | Maple | *Acer palmatum* Thunb. |
| 가래나무과 Juglandaceae | 호두나무 | Walnut | *Juglan sinensis* Dode |
| 물푸레나무과 Oleaceae | 물푸레나무 | Korean ash | *Fraxinus rhynchophylla* Hance |

| 삼나무과 Taxodiaceae | 삼나무 | Japanese ceder | *Cryptomeria japonica* (L.f) D. Don |
|---|---|---|---|
| 소나무과 Pinaceae | 소나무 | Pine | *Pinus densiflora* Siebold & Zucc. |
| 국화과 Asteraceae | 돼지풀 | Common rag-weed | *Ambrosia artemisiifolia* L. |
| | 단풍잎돼지풀 | Giant ragweed | *A. trifida* L. var. *trifida* |
| | 둥근잎돼지풀 | Giant ragweed | *A. trifida* for. *integrifolia* (Muhi.) Fern |
| | 쑥 | | *Artemisia princeps* Pamp. |
| | 산쑥 | | *A. montana* (Nakai) Pamp. |
| | 쑥종류 | Sagegrush | *A. tridentata* Nutt. |
| | 쑥종류 | Wormwood | *A. absinthium* L. |
| | 쑥종류 | Mugwort | *A. vulgaris* L. |
| 비름과 Amaranthaceae | 비름 | | *Amaranthus mangostanus* L. |
| | 털비름 | Green amaranth | *A. retroflexus* L. |
| | 개비름 | Wild amaranth | *A. lividus* L. |
| | 청비름 | Slender amaranth | *A. viridis* L. |
| 명아주과 Chenopodiaceae | 명아주 | | *Chenopodium album* var. *centro-rubrum* Makino |
| | 양명아주 | Goosefoot | *C. ambrosioides* L. |
| | 취명아주 | Mexican tea | *C. glaucum* L. |
| | 청명아주 | | C. *bryoniaefolium* Bunge |
| 삼과 Cannabaceae | 환삼덩굴 | Japanese hop | *Humulus japonicus* Siebold et Zucc. |
| 질경이과 Plantaginaceae | 질경이 | Asian plantain | *Plantago asiatica* L. |
| | 창질경이 | English plantain | *P. lanceolata* L. |
| | 왕질경이 | | *P. major var. japonica* (Fr. & Sav.) Miyabe |

| | | | |
|---|---|---|---|
| 마디풀과<br>Polygonaceae | 수영 | Common sorrel | *Rumex acetosa* L. |
| | 애기수영 | Sheep sorrel | *R. acetosella* L. |
| | 소리쟁이 | Curly dock | *R. crispus* L. |
| 쐐기풀과<br>Urticaceae | 쐐기풀 | Nettle | *Urtica thunbergiana* Siebold et Zucc. |
| 벼과<br>Gramiceae | 잔디 | Lawngrass | *Zoysia japonica* Steud. |
| | 우산잔디 | Bermuda grass | *Cynodon dactylon* (L.) Pers. |
| | 큰조아재비 | Timothy grass | *Phleum pratense* L. |
| | 오리새 | Orchard grass | *Dactylis glomerata* L. |

**◈ 꽃가루로 오해할 수 있는 꽃씨**

봄철 이태리 포플러나 버드나무 등에서 날리는 작은 솜털 모양의 부유물은 꽃가루가 아니고 꽃씨이며, 크기가 크기 때문에 비강이나 기타 호흡기까지 접근하지 못한다. 일부 접촉성 알레르기를 일으킬 수 있으나 호흡기 알레르기와는 무관하다.

따라서 이런 종류의 꽃가루는 완전히 회피하기는 어렵지만 다행히 알레르기 반응의 정도는 원인 꽃가루의 양과 비례하기 때문에 조금만 노력한다면 이들 꽃가루에 다량으로 노출되는 것을 피함으로써 알레르기 발생 가능성을 많이 줄일 수 있다. 그 유용한 방법 몇 가지를 살펴보면 다음과 같다.

- 알레르기 피부시험으로 알레르기를 일으키는 꽃가루가 무엇인지 확인한다. 문제의 꽃가루가 확인되면 그 꽃가루로 인해 증상이 발생하는 시기와 치료해야 할 시기를 알 수 있다. 즉 꽃가루는 매년 같은 시기에 발생하므로 대비할 수 있다. 우리나라에서 꽃가루 알레르기는 주로 봄철과 가을철에 호발하며, 알레르기 식물로는 돼지풀속 > 쑥속 > 참나무속 > 소나무속 순으로 흔하게 나타난다.
- 꽃가루 유행시기에는 가급적 실외활동을 줄인다. 특히 꽃가루의 양은 공기가 따뜻하고 건조하며 맑은 날에 증가하고, 하루 중에는 오전 중, 시간별 분포는 출퇴근 시간대인 오전8~9시와 오후 5~6시가 가장 높으므로 특히 이럴 때 주의한다.
- 외출 시 마스크 사용하고 눈 보호를 위해 안경 등을 착용한다.
- 꽃가루가 많은 계절에는 귀가 시 옷에 묻은 꽃가루를 꼭 털어 내거나 현관에서 옷을

갈아입고, 옷이나 이불을 밖에서 말리지 않으며, 창문을 닫고 지낸다. 필요하면 에어컨 등을 사용하여 실내공기를 청정하게 유지한다.

- 외출 후 손과 발, 얼굴, 눈을 깨끗이 씻는다. 특히 미지근한 물로 눈과 코를 닦는다.
- 꽃가루가 많이 날리는 시기에는 그 지역을 떠나 휴가를 가거나, 강한 바람 때문에 꽃가루가 상대적으로 적은 해변지역에서 생활하는 것도 좋다.
- 정원 일은 가급적 춥고 습기가 많고 흐린 날에 한다.
- 많은 종류의 잡초들이 문제가 되는 꽃가루를 생산하므로 정원의 잡초를 제거한다.
- 담배연기, 연기, 그 밖의 대기오염 물질과 같은 증상을 악화시키는 것들을 피한다.

2000년대 들어서면서 우리나라도 공해와 기후변화 등으로 알레르기비염이나 알레르기결막염, 천식, 아토피피부염 등 꽃가루와 관련된 알레르기 환자들이 급증하면서 성인뿐 아니라 소아와 청소년에게서 꽃가루 감작률이 증가하고 있고, 감작되는 나이도 이전보다 점차적으로 내려가는 추세이다. 이러한 배경으로 국내외적으로 꽃가루에 대한 사회적 관심이 높아지면서 이로 인해 발생되는 알레르기를 감소시키기 위해 꽃가루 예보, 꽃가루 지도, 꽃가루 달력에 대한 필요성이 강조되었다. 이런 필요에 따라 2005년 대한소아알레르기호흡기학회 화분연구회에서는 알레르기 전문의뿐 아니라 알레르기 환자나 일반인들을 위한 홈페이지(www.pollen.or.kr)를 개설하여 운영하고 있다. 2012년부터는 국립기상청 홈페이지에서 꽃가루 예보를 실시하고 있고, 한국이 아시아태평양 알레르기천식임상면역학회(Asia Pacific Congress of Allergy Asthma and Clinical Immunology)의 aerobiology committee의 대표국가로 선정되면서 다른 아시아 태평양국가들도 이용 가능한 꽃가루 예보제와 꽃가루 정보를 제공하는 영문 홈페이지를 개발, 함께 운영하고 있다.

### 3) 음식물알레르기

음식물알레르기에서 벗어나는 가장 효과적인 방법은 원인물질에서의 완전한 회피이다.

그러나 실생활은 그렇게 명료하게 단절할 수 없는 것이 현실이어서 특정 음식물이 알레르기를 일으킨다고 확인될 때까지는 식단에서 제외하지 않도록 한다. 또 영양소의 결핍이 우려되므로 한꺼번에 너무 많은 종류의 음식물을 식단에서 제외하지 않아야 한다. 특히 성장 중인 어린이에게는 의학적 · 영양학적 조언 없이 음식물을 무리하게 제한해서는 안 된다.

어떤 음식물을 식단에서 완전히 제외하는 것은 어려운데, 예를 들어 가공 포장된 식품에 함유된 모든 성분을 알기가 쉽지 않다.

여러 음식물 중 어느 하나에 알레르기를 보인다면 화학적으로 서로 연관이 있는 다른 음식물에도 알레르기를 나타낼 가능성이 있다. 예를 들어 샐러리, 사과, 땅콩, 키위 등은 서로 연관이 있으며 공통적인 알레르기항원이 있다. 바나나, 키위, 파파야, 호두, 아보카도 등도 서로 연관이 있는 것으로 보인다. 신기하게도 이런 것들에 알레르기를 보이는 사람은 고무로 만든 제품에도 알레르기를 일으킨다. 그런데 이들에게 동일한 알레르기 증상을 일으키게 하는 공통된 단백질 구조에 대해서는 아직 밝혀진 바가 없다.

### 4) 쏘는 곤충

벌(특히 말벌)에 쏘이지 않으려면 다음 사항을 유의한다.

- 주위에 위해 곤충이 있음을 인지하는 즉시 그 지역에서 벗어난다.
- 외부활동 시 효과적인 곤충퇴치약을 사용한다.
- 화려한 꽃무늬나 검은색 옷을 피하고 밝고 무난한 색의 옷을 입는다.
- 향이 강한 향수나 화장품을 사용하지 않는다.
- 실외에서 팔과 다리를 비롯한 신체의 노출을 최소화한다.
- 곤충이 몸에 앉으면 다른 곳으로 날아갈 때까지 침착하게 행동하며 되도록 움직이지 않는다. 자신을 위협하지 않는 한 곤충은 공격하지 않는다.

## 2. 약물치료

알레르기항원을 피하는 것이 가장 좋은 방법이지만 항상 모든 알레르기항원을 피한다는 것은 불가능하다. 따라서 항알레르기 약물을 이용한 적절한 약물치료가 병행되어야 하며 대략 다음의 4종류로 분류한다.

### 1) 증상 완화제

알레르기 증상이 심할 때 증상을 즉각적 · 일시적으로 가라앉힐 목적으로 사용한다.

① 폐 : 모든 천식 환자들은 기도 근육을 이완시키고 좁아진 기도와 기관지를 확장시키는 흡입기를 항상 휴대해야 한다.

② 눈 : 꽃가루병으로 인한 눈의 충혈, 눈물, 따끔거림 등을 일시적으로 제거하는 안약에는 여러 종류가 있는데, 이 안약들은 눈 표면의 혈관을 수축시키고 염증을 가라앉힌다. 그러나 1주일 이상 장기간 사용하면 동일 용량에 대한 효과가 감소되고 증

상이 오히려 악화될 수 있다(반동 증상). 또 녹내장, 고혈압, 당뇨병이 있는 사람은 사용을 피해야 한다.

③ 코 : 코의 충혈제거제(액이나 스프레이)는 눈의 충혈제거제와 같이 코의 점막층 혈관을 수축하는 작용을 한다. 이 약물들은 작용이 빠르고 매우 효과적이지만 장기간 사용하면 오히려 증상을 악화시킬 수 있다. 증상의 치료보다 알레르기반응이 나타나지 않도록 예방하는 것이 중요한데, 염증이 있으면 항염증제로 치료하고 가능한 한 알레르기항원을 피하도록 한다.

④ 피부 : 알레르기 염증이 생기면 매우 가렵다. 보통 피부연화크림은 약물을 함유하고 있지 않으나 피부 표면을 부드럽게 하고 수분의 손실을 줄여 수화도를 증가시킴으로써 가려움을 완화할 뿐 아니라 피부를 건강하게 만든다.



### 2) 항히스타민제

염증세포에서 방출되는 히스타민이 세포 수용체와 결합하는 기회를 차단하여 알레르기반응의 강도를 낮추는 약물이다. 히스타민은 인체에서 방출되는 가장 강력한 염증성 화학물질 중 하나로서 기도를 좁아지게 하고 복통, 재채기, 가려움, 콧물과 눈물의 분비 등을 일으킨다. 항히스타민제 약물은 눈에 사용하는 안약, 코에 사용하는 스프레이와 물약, 경구용 알약 등으로 사용되고 있다. 보통은 항히스타민제 단독 처방으로 증상을 충분히 막을 수 있으나 꽃가루병으로 코가 막힌 데에는 치료가 잘 되지 않으므로 항염증제를 병용해야 한다.

이 약물의 부작용은 진정작용(졸음)이다. 1세대 제제 중 몇 종류는 술을 먹었을 때와 같은 상태를 유도하는데, 역설적이지만 이 약물들은 졸음 유발이 심한 알레르기에 유용한 진정작용을 하여 아직도 임상에서 쓰고 있다. 진정작용이 가장 큰 약은 클로르페니라민(chlorpheniramine)인데, 밤에 알레르기 증상으로 잠을 이루기 어려울 때는 유용하지만 낮에 요리 또는 운전 등을 해야 한다면 복용을 삼가야 한다. 최근 새로 개발된 2세대 약물은 진정효과가 없으며 하루 1~2회만 복용하므로 편리하다.

### 3) 항염증제

이 약물은 염증의 강도를 줄여 자극을 줄이고 증상을 완화하거나 없애는 목적으로 사용한다. 약물치료로 효과를 보려면 규칙적으로 약을 복용해야 하며, 보통은 염증이 있는 부위에 국소적용하는 방식을 택한다.

항염증제는 크게 sodium cromoglycate와 nedocromil 두 가지로 분류한다.

이 제제들은 안약, 코 스프레이, 천식 흡입기 등의 형태로 사용되며 드물게 경구로 복용하기도 한다. 이 약물은 부작용이 없으므로 증상이 가벼울 때 효과가 기대된다. 그러나 약효가 강하지 않아 효능이 한정적이다.
부신피질스테로이드는 흔히 'corticosteroid'라고 하며 알레르기 증상의 치료에 가장 유용하고 효과적인 약물이다. 크림, 안약, 코 스프레이, 천식 흡입기 등의 제제와 심하거나 급성인 증상치료에 사용하는 경구용 제제가 있다. 대부분의 부신피질스테로이드 제제는 국소적용이 일반적이기 때문에 부작용을 우려해 사용을 꺼리거나 너무 걱정할 필요는 없다. 예를 들어 천식의 흡입제제, 습진의 크림제제 등에서 사용되는 약물의 양은 소량으로 알약 형태로 복용하는 것에 비하면 사용량이 매우 적다. 많은 용량을 장기간 복용한다면 부작용이 나타날 수 있는데 다음과 같다.

- 피부가 얇아짐
- 멍이 잘 듦
- 뼈가 가늘어짐(골다공증)
- 부신의 기능저하(심한 경우 기능부전)
- 성장 억제
- 고혈압
- 당뇨병
- 저항력 약화로 인한 감염병 증가
- 백내장
- 비만증

고용량의 스테로이드 흡입, 코 스프레이, 피부 크림 등을 사용 중이거나 다른 약물치료를 받고 있어 약물 상호작용에 의한 부작용이 발생할 가능성이 있다면 주의가 필요하다. 만약 성장기 어린이가 고용량 스테로이드 치료를 받고 있다면 정기적으로 상태를 점검하여 가능한 한 용량을 줄여야 하며 성장 상태를 주의 깊게 관찰해야 한다.

### 4) 류코트리엔수용체길항제

천식치료를 위해 최근에 개발된 새로운 계열의 약물로서 류코트리엔(염증을 일으키는 화학물질의 일종)과 결합하여 염증을 일으키는 수용체를 차단함으로써 면역반응이 일어나지 않도록 하는데, 알레르기비염과 습진의 치료에도 이용된다.
이 약물의 장점은 알약 형태로 경구 복용할 수 있어서 스테로이드 흡입제제를 사용하는 심한 천식환자들에게 주로 처방되며 일정기간 이들 약물로 치료하면 스테로이드 흡입제제의 용량을 줄일 수 있다. 또 꽃가루병이나 습진에도 증상이 개선될 가능성이 있다. 단점은 부작용과 함께 사람에 따라 효과의 차이가 난다는 점이다. 가장 많이 나타나는 부작용은 두통인데, 2주 정도의 치료기간을 잘 견뎌내면 그 뒤에는 사라지는 경향이 있다. 이 계열의 약물로 치료할 때 의사는 약의 도움 여부를 알기 위해 3~4주 동안 증상을 기록할 필요가 있다.

**표 4. 알레르기비염 치료제**

| 구분 | 재채기, 가려움 | 눈물, 콧물 | 코막힘 | 눈의 증상 |
|---|---|---|---|---|
| 소듐 크로모글리케이트 | + | + | ± | + |
| 항히스타민제 | +++ | ++ | ± | +++ |
| 코 스테로이드 | +++ | +++ | ++ | + |
| 충혈제거제 | | | +++ | |

+ : 제한적 효과. ++ : 효과 있음. +++ : 매우 효과 있음. ± : 일부에서만 효과.

**◈ 아드레날린**

아드레날린은 급성 / 중증 알레르기반응에 사용된다.

아드레날린은 인체의 부신에서 만드는 화학물질로서 에피네프린이라는 이름으로도 알려져 있다. 이 물질은 기도를 이완하고 모세혈관의 투과성을 낮추는 등 심한 알레르기반응의 치료에 도움이 되는 많은 작용을 한다. 반드시 주사로 투여하며 병원에서는 정맥에 직접 투여하기도 하지만 보통 근육주사를 한다. 아드레날린 주사기구로 가장 널리 쓰이는 에피펜은 일반 펜 모양이며 사용이나 휴대가 간편하다. 아드레날린은 효과가 빠른 대신 보통 30분 정도면 약효가 떨어지므로 환자는 항상 2개 이상의 아드레날린을 휴대해야 하고 첫 번째 아드레날린을 주사하고 난 즉시 의료진의 도움을 요청해야 한다.

## 3. 면역요법

면역요법은 환경관리 및 회피요법, 약물요법과 더불어 알레르기질환을 치료하는 방법 중 하나인데, 알레르기질환을 앓는 환자에게 원인 항원을 낮은 농도부터 소량씩 반복 투여하여 원인 항원에 대한 감수성을 약화시켜 증상이 호전되도록 유도하는 치료 방법이다.

탈감작(desensitization)이라고도 하며, 환자가 알레르기항원에 덜 민감하게 반응하는 과정으로 알레르기질환의 치료에서 유일한 근본 원인을 바로 잡는 방법이다. 환자에게 아주 작은 양의 알레르기항원을 투여하기 시작하여 점차 양을 늘려가는 치료법으로 방법은 보통 피하주사로 투여하지만 경구나 코 흡입으로 투여할 수도 있다. 치료가 성공하면 비만세포와 호염기구의 수가 줄어들며 알레르기항원에 대한 민감도도 줄어들고 문제의 알레르기항원에 특이성이 있는 IgE의 혈중농도도 낮아진다.

면역요법은 심한 알레르기반응을 일으킬 수 있으므로 원인이 되는 항원이 확인되고 장기적으로 원인 항원을 회피하기 어려워 지속적으로 노출될 가능성이 높거나, 기존의 약물치료에 잘 반응하지 않을 때, 약제를 정해진 용법대로 꾸준히 사용하지 못할 때 등 약물이나 알레르기항원 회피 등으로는 반응을 조절할 수 없는 환자에게만 시행한다. 여러 가지 알레르기가 있는 환자에게도 효과가 있지만 한 가지 알레르기항원에만 반응을 일으키는 환자에게 특별히 좋은 효과가 있다. 면역요법으로 치료하는 알레르기질환으로는 알레르기비염과 알레르기결막염 같은 꽃가루병, 천식, 벌이나 말벌에 쏘여 발생하는 벌독 알레르기와 같은 심한 알레르기가 대표적이며, 한 번의 치료에 하나의 알레르기항원만이 사용된다.

### 1) 설하면역치료

소량의 항원을 매일 혀 밑에 투여해 몸 안의 알레르기 물질에 대한 내성을 증가시킴으로써 알레르기질환을 치료하고 예방하는 치료법이다. 피하주사 방법의 번거로움이나 과민성 쇼크 같은 부작용을 줄일 수 있어 환자 스스로 집에서도 간편하게 사용할 수 있는 장점이 있다.

### 2) 피하면역치료

대체적으로 시간이 많이 소요되고 심한 알레르기반응이 나타날 위험성이 높기 때문에 반드시 알레르기 전문병원에서 실시되어야 한다. 알레르기항원은 최소 용량으로 시작하여 1주나 2주에 한 번씩 피하주사로 투여하며 농도를 계속 증가시키면서 계획했던 최대 용량(유지 용량)에 다다를 때까지는 수개월이 걸린다. 그리고 유지 용량에 도달하면 치료효과를 거두기 위해 한 달에 한 번 반복 투여하여 알레르기항원에 노출되어도 더는 알레르기반응을 나타내지 않는 상태를 유지해야 하며 전체 치료 과정이 길게는 수년이 걸릴 수 있다.

이 치료의 장점은 특정 환자에게는 아주 효과적인 치료가 될 수 있고 치료 효과가 오랜 기간 지속된다는 것이며, 단점은 다음과 같다.

- 투여 후 경과관찰을 위해 30분 이상 병원에 머물러야 하며 초기에는 1주일에 1~2번 치료를 받아야 한다.
- 치료기간이 길어 약 3~5년이 소요된다.
- 치료가 끝나도 2~3년 뒤에 절반 정도의 환자에서 재발한다.

이외에도 면역요법은 아주 위험한 부작용을 나타낼 수 있다. 인위적으로 알레르기항원에 노출시키기 때문에 심한 알레르기반응이 일어날 위험성이 있다. 위험성은 천식환자가 가장 높으며 드물게 극히 격렬한 알레르기반응이 일어나 생명을 위협하는 사례도 있다. 따라서 모든 과정은 알레르기 전문병원에서 전문의에 의해 수행되어야 한다.

면역요법의 위험을 감소시키기 위해 알레르기항원의 투여 경로를 바꾸려는 시도로 최근에는 혀 밑에 투여하는 설하면역치료 등이 도입되어 사용되고 있다. 입이나 코를 통해 알레르기항원을 투여하면 아나필락시스가 일어날 위험은 피하주사에 비해 훨씬 낮아질 수 있지만, 고용량의 알레르기항원이 필요하고 반응이 느리게 일어나며 두드러기와 혈관부종을 일으킬 위험도 있는 등 치료 효과는 낮고 피하주사를 할 때만큼 결과가 좋지 못하다. 코로 투여하면 코에만 효과가 있는 것으로 보이며, 따라서 알레르기비염에만 효과적이다.

## 4. 기타 대처방법

알레르기항원이 확진되어 그에 대한 노출을 피하고 적절한 약물치료를 받는다면 증상을 효과적으로 관리할 수 있다. 그 밖에도 알레르기의 관리를 위해 스스로 할 수 있는 일들이 있다. 폐, 코, 눈, 피부 등에 자극을 일으키는 물질들은 다양한데, 그중 가장 문제가 되는 것은 담배연기이다. 즉시 금연해야 하며 비흡연자 특히 유아나 어린이라면 절대 담배연기에 노출되지 않도록 한다. 기타 연기, 배기가스, 오존, 포름알데히드, 산화질소 등 대기오염 물질의 농도가 높아지는 것도 알레르기 증상을 악화시킨다. 대부분의 시간을 실내에서 지낸다는 점을 감안할 때 집이나 직장 내에서 항상 실내 환기에 유념해서 연기나 분진이 없도록 관리하고, 실외에서는 자동차 배기가스와 먼지가 많은 대로를 가능한 한 피한다.

보완요법으로 다양한 종류의 치료법이 시도되고 있는데, 병의원에서 제공하는 치료를 대체할 목적으로 사용하는 대체 치료와 기존 치료의 효과를 높이기 위해 사용하는 보완요법은 구분되어야 한다. 심한 알레르기 증상은 매우 고통스럽고 생명을 위협할 수도 있으므로 의사가 처방한 약물치료를 임의로 중단해서는 안 된다. 새로운 치료법은 기존의 치료법과 연계하여 사용할 때 가장 좋은 결과를 기대할 수 있다. 보완요법으로 효과적인 방법을 찾았다면 그 방법을 계속 사용한다. 다만 급성 알레르기반응을 일으킬 때는 보완요법에만 의존해서는 안 되며 기존의 치료법을 병행하는 것이 최상의 해결책이다. 정규 의학교육을 받지 않았거나 문제 해결을 위한 진단과 치료에 관한 경험이나 지식이 부족한 비전문가의 경우 알레르기와 증상이 비슷한 다른 질병들로 오진할 위험성도 있다.

- 어떤 교육을 받았는가?
- 어떤 자격을 가지고 있는가?
- 어느 정도 경험이 있는가?
- 어떤 단체에 가입되어 있는가?
- 어떤 치료를 받게 되는가?
- 그것이 자신에게 가장 적합한 치료인가?
- 어떤 이익을 기대할 수 있는가?
- 치료방법에 관하여 담당의사와 상의할 것인가?
- 이외 기존의 치료를 계속 받아도 되는가, 치료횟수는, 비용은?

알레르기에 대한 한의학적인 접근으로 침술이 천식, 꽃가루병에 효과가 있다고 하였고, 본초의약이 습진에 매우 유용한 것으로 밝혀졌다.
동종요법이란 독일의 내과의사인 사무엘 하네만 박사에 의해 창시된 보완요법으로 유사한 증상을 발현한다고 믿는 물질을 아주 소량 경구로 투여하여 병을 치료하였는데, 꽃가루병에 효과가 있다고 하였다.
효소 강화 탈감작요법은 증상과 관련 있는 알레르기항원을 효소(베타-글루쿠론산 분해효소)와 혼합하여 피부에 주사하는 방법인데, 효과를 입증할 충분한 증거가 아직은 없으며 더 많은 연구가 필요하다.

# 4장
# 알레르기 예후 및 전망

알레르기질환은 점점 더 흔해지고 있으며 아직까지 증상을 치료할 수는 있지만 완전히 낫게 하지는 못하는 실정이다.

그러나 계속 연구가 진행 중이며 새롭고 중요한 사실들이 속속 발견되고 있다. 예를 들면 꽃가루 농도는 기상현상에 따라 변하는데 이 중 기온과 강수량이 꽃가루 양을 결정하는 데 가장 중요한 역할을 한다고 알려졌다. 꽃가루의 온도에 따른 분포를 살펴보면 주로 10~30℃ 사이에 꽃가루가 많아지는 것을 볼 수 있다. 이 정도 온도는 식물이 꽃을 피우고 수정하며 성장하는 데 가장 적합한 온도로서 비가 오지 않고 적당한 습도를 유지할 때 더 많아진다. 이러한 식물의 생리 현상은 기후 온난화와도 연관이 많을 것으로 추측되며, 기후변화와 함께 지구 온난화 현상으로 꽃이 일찍 피고 늦게 지는 현상이 일어나면서 꽃이 피는 기간도 더 길어질뿐 아니라 꽃가루의 항원성도 더 강하고 독해지게 된다. 따라서 알레르기 환자들이 꽃가루에 노출되는 기간도 더 길어졌으며 증상이 더 심하게 나타날 것으로 짐작된다. 이와 같은 배경을 바탕으로 최근 연구에서는 이전보다 알레르기비염이나 기관지천식을 비롯하여 아토피피부염과 같은 알레르기질환이 급증한다는 보고가 있다.

한편 기후변화의 중대한 다른 원인이기도 한 교통량의 증가와 아파트 생활, 공장의 난립 등에 따른 이산화탄소와 같은 온실가스에 의한 공기오염이 증가하고 있다. 공해가 심하면 이산화탄소가 증가하는데 이것은 돼지풀과 같은 알레르기 식물이 잘 자라는 조건이 된다. 이런 현상들은 결과적으로 알레르기질환이 갈수록 증가하고 더 심해지게 되는 요인이다.

최근의 연구로 소아에게 알레르기를 일으키는 유발인자에 대해 많이 알게 되었으며, 그 결과를 바탕으로 예방조치들을 마련할 수 있게 되었다. 예를 들어 소아가 담배연기에 절대 노출되지 않도록 하는 방안은 비교적 간단하게 실시할 수 있는 예방조치이며, 알레르기항원이 있는 음식물과 집먼지진드기 등에 노출될 기회를 줄이는 것 등은 보다 복잡한 조치들이다.

알레르기를 일으키는 유전자에 대한 연구도 많은 진전이 있어서 현재 여러 종류의 알레르기질환을 일으키는 것과 연관 있는 유전자들을 확인하려 노력하고 있다. 유전자가 밝혀지면 질병의 원인을 치료할 새로운 약의 개발이 가능할 것이며 장기적으로는 유전자의 결함을 조절하여 병의 완치도 가능할 것이다.

자신의 알레르기반응이 어떻게 발생하고 유발인자는 무엇이며 어떻게 그 인자를 피할 수 있는지를 상세히 알면 증상을 효과적으로 관리할 수 있고, 그 결과로 자신과 주변사람들의 생활의 질이 향상될 것이다.

5장

# 한의학적인 진단 및 치법의 개요

『診療要鑑』中 분류법

1. 原理部 : 運氣, 脈, 八法
2. 藏象部 : 身形, 五臟, 六腑, 精, 氣, 神明, 血, 津液, 睡眠, 聲音, 言語, 小便, 大便
3. 外形部 : 頭, 毛髮, 面, 眼, 耳, 鼻, 口舌, 牙齒, 咽喉, 頸項, 背, 胸(상복부), 乳, 脇, 腹, 臍, 腰, 皮膚, 肉, 筋, 手, 足, 前陰, 後陰
4. 內科部 : 風, 火, 暑, 濕, 燥, 寒, 內傷, 嘔吐, 霍亂, 積聚, 浮腫, 脹滿, 黃疸, 消渴, 咳嗽, 喘息, 咳逆, 痰飮, 虛勞, 瘟疫, 痎瘧
5. 外科部 : 癰疽, 諸瘡, 諸傷
6. 婦人科
7. 小兒科
4. 其他 : 蟲, 救急, 解毒, 鍼灸

한의학에서 진단은 크게 두 가지 단계로 나눈다.

첫 번째는 대상 환자에 대한 관찰과 상호문답 등을 통해 현상과 징후를 포착하는 단계로서, 곧 진찰이며 진단의 시작이다. 진단의 시작은 四診을 통해 행해진다.

두 번째는 현상과 징후, 호소 등을 일반적 건강한 사람(平人)의 生機 및 현상 등에 비추어 분석하고 연결시켜 도출한 인과관계를 토대로 환자의 病機를 설정하고, 나아가 현재의 상태가 어떤 부위나 기능의 어떤 단계(病情)인지를 해석해서 치료법을 결정하고 예후를 판단하는 단계이다. 즉, 진단의 종결로 의사의 치료행위를 이끌어주는 실제적 기준이다.

이처럼 진단의 두 단계는 상호 종속적인 관계로 맺어져 있다. 볼 수 있는 것에 따라 아는 것이 결정되고, 알고 싶은 내용에 따라 보는 방식이 결정되기 때문이다. 이 중 첫 번째 단계를 모든 의학에서 공통으로 이루어지는 관찰행위라고 한다면, 두 번째 단계는 한의학만의 특수성이 극명하게 드러나는 辨證論治의 과정이다. 여기서는 진단의 시작이자 기본인 四診과 기본치법에 대해서 개략적으로 살펴보기로 한다.

## 1. 진단(四診 中心)

전통적인 사진법은 특징적인 증상과 병변이 일어나는 기전 간의 관계를 살펴 질병을 진단하는 방법으로 내재한 동태평형의 상황을 제때에 파악해서 정확하고 객관적인 판단을 내리는 것을 목적으로 한다.

### 1) 望 · 舌診

인체 <u>외부의 생명활동에 대한 관찰</u>을 통해 질병과 관계 있는 정보 즉 체내 병리변화의 특징을 판단하는 수단이자 질병의 징조를 발견하는 수단이다. 『難經』에서는 "望而知之謂之神"이라 하였다.

생명활동을 시각적으로 관찰할 수 있는 외부 징후는 神 · 色 · 形 · 態 등이다.

#### (1) 望診

**① 神**

원음, 원양, 기, 혈, 진액의 정보를 포함한 精氣로 인체 외부에서 드러나는 일체의 생명활동(정체상황의 외재적 표현, 총체적 인상)이다. 즉, 神은 모든 생명활동의 종합이므로 그것이 반영하는 것은 장부운행의 총체적 상황으로 장부의 정기가 왕성하고 기능이 온전해 생명활동이 정상적으로 진행될 수 있거나(得神), 장부의 정기가 고갈되고 기능이 쇠약해져 생명활동이 정상적으로 진행될 수 없는 상황(失神)으로 구분할 수 있다. 이를 통해 병의 경중과 예후에 대한 초보적 판단이 가능하다(得神者昌 失神者亡).

> ◈ 神이 비록 모든 생명활동의 종합적인 반영이긴 하지만, 집중적이고 두드러지게 나타나는 곳은 눈으로 오장육부의 精氣가 모이는 곳이다(『靈樞, 大惑論』). - 五輪學說

**② 形態와 色澤**

形體와 體態의 관찰을 통해 신체 내 각종 기본물질의 충실한 정도를 알 수 있다.
體態는 주로 활동할 때의 각종 자세와 동작으로 신경계가 운동계(골격, 인대, 근육 등)를 지배하고 제어하는 상황을 반영한다.
色澤은 色(색채의 차이)과 光澤(밝기의 차이)을 일컫는 말로서 성질이 다른 질병 및 다른 장부의 질병은 인체 표면에서 각기 다른 색택의 변화를 나타내므로 망진에서 중요한 부분이다. 면부의 정상색(常色)은 황 · 백 · 홍(동맥), 청(정맥) 및 투명색이 서로 조화되어 은은하고 밝고 윤기 있는 안색으로 나타나지만, 장부에 질병이 발생하면 발병한 장부의 색이 두드러져서(腎病은 흑색) 대개 원래의 안색과 융화되지 못하고 유리되는데 이런 병태의 안색을 病色이라 한다.
肌表의 光澤을 살피는 것은 望色 진단법의 중요 요소다. 사람들은 통상 건강한 모습을 "氣色이 좋다"고 하는데 이때의 '氣'가 곧 얼굴의 광택을 가리킨다. 즉, 장부의 精氣가 소모되면 肌表의 光澤도 좋지 않다. 같은 病色이라도 광택이 좋으면(善色) 질병상태라도 장부의 精氣가 여전히 충만하므로 이때는 병이 상대적으로 가볍고 쉽게 회복된다. 만약 病色에 광택이 적거나 없다면(惡色) 질병이 이미 인체의 精氣를 손상시킨 것으로 이때는 병이 무겁고 예후도 좋지 않다.

> ◈ 善色 : 靑如翠羽 赤如鷄冠 黃如蟹(알 밴 게)腹 白如豕膏 黑如烏羽
> 惡色 : 靑如草玆(죽은 풀) 衃血(죽은 피) 枳實(덜 익은 탱자) 枯骨 炱(재)
> 『黃帝內經』

### (2) 舌診

心의 외부 정보 교환기관이 혀(心開竅於舌)이고 心의 기능변화는 혀를 통해 표현(心之外候)되므로 君主之官으로서 각종 생명활동을 주재하는 心의 외후가 되는 혀 또한 생명활동의 상황을 반영할 수 있다. 설진은 한의학의 특징적인 진단방법 중의 하나로서 병리상 臟腑氣血의 병변이 舌(혀)에 반영된다. 舌의 形態, 舌質, 舌苔, 舌脈(舌下靜脈)을 망진한다.

#### ① 望舌質

#### ㉮ 望舌形

| 설형 | 특징 | 병상 |
|---|---|---|
| 蒼老舌 | 舌色과 舌形의 종합적 표현, 舌質의 紋理가 거칠고 形色은 굳고 어둡다. 舌上에는 毛刺가 있거나 裂紋이 있다. | 實證 및 熱證에서 자주 보임 |
| 嬌嫩舌 | 紋理가 細膩하고 부어 있으며 嬌嫩하다. 舌色은 淡白無華하거나 고운 홍색이다. | 허약, 쇠퇴 및 부족의 증후 |
| 胖大舌 | 舌色이 淡白하고 舌體는 胖嫩하면서 정상 舌體에 비해 크고 두터워 심한 경우 구강 내에 가득 차며 舌面에는 진액이 많다. | 주로 脾腎陽虛로 濕濁內生 濕濁上泛, 단 舌尖部가 紅嫩하거나 淡黃膩苔하면 虛陽上浮 혹은 濕鬱化熱로 변증 |
| 腫脹舌 | 舌體가 腫脹, 鮮紅 혹 靑紫腫脹舌이 있다. | 대부분 邪熱太盛하거나 中毒 |
| 瘦薄舌 | 마르고 얇은 舌로 淡白 혹 紅絳瘦薄舌이 있다. | 주로 氣血兩虛와 陰血不足 |
| 裂紋舌 | 舌面上에 출현하는 각종 형상의 裂紋, 裂溝 | 대부분 氣血陰液虧損으로 舌體가 濡養되지 못한 표현이지만 實熱이 있을 경우 즉 心火와 胃火가 치성할 경우에도 가능 |
| 齒痕舌 | 舌體의 邊緣에 치아 흔적이 있는 것으로 舌色은 대부분 淡白하고 舌形은 주로 胖大하나 정상 혹은 瘦薄한 경우도 있다. | 대부분 脾虛水濕不運, 이외 氣虛 혹 氣血兩虛에서 다견 |
| 点刺舌 | 舌의 紅粒이 腫脹 혹 돌출(大者稱爲'星') | 熱毒이 熾盛한 까닭 |
| 裙邊舌 | 舌頭가 양변의 口角범위를 넘어서 펼쳐져 있으며 부종, 嬌嫩하고 舌邊에 齒痕이 있다. | 營養不良 혹은 脾腎陽虛 重證 |
| 瘀積舌 | 舌尖 혹 舌邊에 자흑색 瘀斑 혹 瘀點이 산재해 있다. | 어혈의 停積 |

| | | |
|---|---|---|
| 重舌 | 舌下의 血絡이 腫起된 것으로 舌下에 2개 이상이 腫起된 것은 '蓮花舌'이라고도 한다. | 대부분 心經火熱로 말미암아 循經上冲하거나 외사로 인하여 心火上炎을 유발하여 형성 |
| 舌衄 | 舌體의 출혈을 의미 | 주요 원인은 血熱妄行 혹은 氣不攝血 |
| 舌癰 | 火熱이 혈분으로 들어가 국부에 모이면 熱毒이 壅滯하여 肌肉이 썩고 腫痛하면서 초기에는 단단하다가 궤양 후에는 농이 흐른다. | 惡瘡이 舌上에 발생하면 心火上炎, 惡瘡이 舌下에 있으면 대부분 脾腎積熱 |
| 舌疔 | 舌上에 豆狀 혹 櫻桃狀의 紅 · 紫色의 악성 종기로 뿌리가 緊縮하여 깊고 단단하며 극렬한 통증을 동반한다. | 병리는 舌癰과 같아서 대부분 心脾에 火毒이 壅滯하여 형성 |
| 舌菌 | 舌에 惡肉이 생겨서 초기에는 豆大와 같다가 점점 斗大蒂小하니 紅 혹 紫色을 띠며 병의 발전이 비교적 빠르다. 표피 파괴로 출혈, 참기 어려운 극렬한 통증, 악취가 나는 流涎, 舌體의 활동은 제한적이며 심하면 주위 조직까지 파급된다. 초기에는 단단하고 皮色不變하나 오래되면 궤양을 형성하고 빰이 천공된다. | 주요 형성원인은 七情鬱結, 心脾鬱火, 熱毒上攻이며 舌의 惡性腫瘤에 속하므로 대부분 예후가 불량 |

**㉯ 望舌態**

舌態는 舌體의 활동 혹 정지 시의 상태를 가리키는데 정상 舌態는 마땅히 舌體가 유연하고 운동이 원활하며 한편으로 기울지도 않고 顫動 등 이상 활동이 나타나지 않는다.

㉠ 痿軟舌 : 舌體가 연약하고 伸縮無力하며 심하면 痿廢不用하여 '舌痿'라고 부른다. 대부분 氣血虛 혹은 陰液虧損으로 말미암으며 舌의 筋脈과 肌肉이 失養된 소치이다.

㉡ 强硬舌 : 舌體가 판처럼 단단하고 운동이 원활하지 않아서 '舌强'이라 칭한다. 외감병은 주로 熱入心包證, 내상병 중에서는 中風 혹은 中風前兆에서 舌强이 다견된다.

㉢ 歪斜舌 : 中風 혹은 中風後遺症에서 가장 자주 보인다. 이외에 舌下神經損傷 및 周圍性 顔面神經麻痺 등 국부의 병변(外風證)에서도 볼 수 있다.

㉣ 顫動舌 : 舌體의 顫動은 動風的 표현이므로 高熱, 肝陽亢逆, 陰液 혹 氣血虛損 등 원인으로 肝의 근육을 주관하는 기능에 영향을 미침으로써 筋脈失養을 야기시켜 肢體抽搐震顫, 筋攣肉瞤, 頭搖不定, 舌震顫 등 증상으로 표현되는 소위 '風證'이 출현한다. 각각의 원인별 감별은 熱極生風證의 舌象은 舌紅絳 혹 紫絳 顫動, 陰虛風動

의 舌象은 舌紅少苔 舌體瘦薄 미약한 떨림, 氣血兩虛에서는 舌質淡白 顫動 등이다.

ⓜ 吐舌, 弄舌 : 모두 心脾熱로 인한 筋脈不舒로 발생하며, 다만 병이 위급한 경우에 吐舌이 발생한즉 대부분의 疫毒攻心 혹은 正氣衰敗 시에 자주 舌青紫하니 위중한 병에 속한다. 이외 吐舌과 弄舌은 先天愚型환자에서도 관찰된다.

ⓑ 短縮舌 : 병으로 인한 舌短縮은 허실을 불문하고 위중한 증후이다.

**㉰ 望舌色**

舌色의 임상상 주요 표현은 **淡紅(정상설), 淡白, 紅, 絳, 紫, 青 등** 6가지 종류이다.

㉠ 淡白舌 : 正常舌에 비해서 엷고 묽으면서 홍색보다 백색이 많으며 심할 경우 혈색이 전혀 없는 枯白色을 띤다. 淡白舌은 변증상 虛寒證 혹은 氣血兩虛證의 전형적인 舌象이다.

㉡ 紅舌 : 主熱證이나 또한 舌苔에 대한 진찰을 배합하여 虛實을 변증한다. 實證은 '陽氣有餘'한 상태를 반영하는데 주요한 것은 외감병 중 온열사기가 入裏하거나 風寒燥邪가 化熱入裏하는 경우와 내상잡병으로 장부기능이 亢奮됨으로써 陽氣가 偏盛된 까닭이다. 虛熱證은 '陰液不足'으로 陽氣를 제약할 수 없으므로 인하여 陽氣가 상대적으로 亢盛된 장부기능의 虛性亢奮이다.

㉢ 絳舌 : 일반적으로 主內熱深重 病在心營으로 설명되는 深紅色의 舌로서 主病은 외감과 내상의 구분이 있으며 虛實을 변증하여야 한다. 외감병에서 絳舌의 출현은 熱邪가 營分에 진입한 것을 나타낸다.

㉣ 青紫舌 : 임상 실제에 있어서는 혹 자색위주에 청색을 겸하거나 청색위주에 자색을 겸하기도 하고, 혹은 청자색이 각반의 상태로 잘 나타나므로 대부분 합하여 논한다. 青舌과 紫舌은 비록 모두 血行不暢으로 인한 血液瘀滯의 존재를 의미하지만 성질이 상동한 유형의 병증으로 결합된 淡白舌(主虛主寒), 紅絳舌(主熱)과는 다르게 青紫舌은 주 성질이 상반되는 두 종류의 병증 즉 寒證과 熱證을 표현한다.

寒證青紫舌은 청색이 위주로 이러한 종류의 舌色은 淡白舌에서 더욱 발전된 것이다(寒凝血瘀). 熱證의 舌苔는 絳紫, 深紫하니 이러한 종류의 舌色은 紅絳舌로부터 발전된 것이다. 紅舌과 絳舌은 모두 熱證의 표현으로 열이 극성하여 진액을 손상하거나 熱邪가 지나치면 氣血壅滯로 인하여 혈액운행에 영향을 미치므로 絳紫, 深紫의 舌色이 나타난다. 이외 青紫舌은 또한 瘀血의 존재를 나타내니 임상에서 노년기에 자주 보인다. 이는 노년인의 인체 각 장부조직기관의 기능이 지속적으로 쇠약해지고 이에 따른 氣血生化의 부족, 血液流行의 不暢 등 때문이다. 따라서 노년인의 치료에 있어서는 마땅히 扶正法과 化瘀法을 고려해야 한다.

### ② 望舌苔

정상인의 舌上에는 한 층의 薄白苔가 있으며 이는 서양의학에서 舌上皮 絲狀乳頭의 角化로 형성된다고 인식하고 있다. 정상 舌苔는 薄白濕潤한데, 舌苔를 통해 胃氣의 有無, 胃津의 存亡 및 病邪의 성질과 이를 통해 病情의 경중 등을 추측 진단할 수 있다.

#### ㉮ 望苔質

| 苔의 形質 | 특징 | 병상 |
|---|---|---|
| 厚薄 | 舌苔가 투과되어 舌質이 비춰 보이면 薄苔이고, 舌苔로 차단되어 舌質이 보이지 않으면 厚苔에 속하니 絲狀乳頭 길이에 따라 결정된다. | 질병과정 중에 舌苔의 厚薄변화는 특히 邪氣의 경중과 병세의 진퇴를 반영 |
| 潤燥糙滑 | 舌面의 습기의 과부족 여부 | 潤苔(津液未損傷病), 滑苔(寒濕重證), 燥苔(진액부족, 진액의 氣化와 輸布障碍-膩乾苔), 糙苔(熱盛傷陰의 重證) |
| 腐膩 | 腐苔는 주로 食積痰濁 혹은 內癰 등의 병증에서 대부분 熱, 膩苔는 寒濕挾痰 혹은 濕熱挾痰 | |
| 偏全 | 舌苔의 분포정황에 따라 병변의 소재를 진찰할 수 있다. | |
| 剝落 | 剝苔, 花剝苔, 地圖舌, 類剝落苔, 鏡面舌, 鷄心舌 등이 모두 剝苔의 일종으로 花剝苔가 있는 소아 대부분은 과민체질로 아토피, 천식 등에 쉽게 이환된다. 편식습관, 영양불량, 빈혈, 비타민결핍 등이 있을 때 잘 나타난다. 한의학적으로 花剝苔는 대부분 先天不足으로 인식하여 補腎藥으로 체질개선을 시도하며, 성인은 陰虛 및 血虧에 속한다. 鏡面舌이 질병의 진행과정 중에 나타나면 인체의 기, 혈, 정, 진액이 과도하게 소모된 것을 말하므로 重病이나 久病 후에 나타난다면 病情이 비교적 위중함을 의미한다. | |
| 穿心舌 | 傷陰으로 인한 일종의 표현으로 체내 영양결핍을 의미한다. | |
| 牛肉舌 | 舌質이 암홍색, 舌苔光剝하여 牛肉과 같은 것 | 악성빈혈에서 상견, 胃氣의 衰敗 혹 胃陰이 크게 손상 |
| 舌苔 消長 | 厚→薄와 多→少를 '消', 無→有 / 薄→厚를 '長'으로 일컬음 | 邪氣와 正氣의 相爭 과정을 반영한 것으로 이를 근거로 질병의 진퇴, 길흉을 판단 |

| 有無根 | 긁었을 때 벗겨지지 않는 舌苔를 '有根舌', '眞苔'라고 하며, 잘 벗겨지는 것을 '無根舌' 혹은 '假苔'라고 부른다. | 有根舌은 脾胃生發之氣가 舌上에 熏蒸되어 형성되는 것으로 舌苔의 厚薄을 막론하고 모두 正氣가 未衰함을 나타내므로 實證에서 다견된다. 無根舌은 舌苔의 厚薄을 막론하고 正氣衰竭을 의미하며 더욱이 胃 · 腎 · 脾의 氣陰大傷에서 자주 보이므로 虛證에서 볼 수 있다. |
|---|---|---|

**㉯ 望苔色**

주요한 舌苔의 色은 **白・黃・灰・黑**의 4종류이며 질병의 과정 중에 또한 兼色을 볼 수 있으니 黃白苔, 灰黑苔 등이다. 病邪의 성질을 변별하고 病情의 진퇴를 추측하는데 주요하게 이용된다.

㉠ 白苔 : 가장 상견되는 苔色으로 다른 각 苔色은 모두 이로부터 전화하여 형성된다. 일반적으로 表證과 寒證을 나타내며 임상에서 白苔는 정상인 외에도 질병초기, 질병의 회복기와 비교적 경미한 病症에서 많이 볼 수 있다. 薄白苔는 정상 舌苔의 표현이며 이 밖에도 外感表證 혹은 내상잡병 중 病情이 가볍고 분명한 熱象이 없을 때 볼 수 있다. 白厚苔는 邪氣가 치성한 표현이며 風寒邪氣가 치성하고 寒邪가 化火入裏의 추세이거나 내상의 각종 잡병에서 이 舌苔를 볼 수 있는데 寒, 濕, 痰, 食 등의 邪氣가 偏盛할 때 볼 수 있다. 白滑苔는 裏虛寒證 특히 脾腎陽虛와 外感寒濕證 즉 寒濕實證에서도 나타날 수 있다. 白膩苔는 濕邪內停, 陽氣阻滯의 象이며, 白膩乾苔는 白膩苔와 대동소이하나 특히 濕濁, 痰飮이 체내에 停聚됨으로써 형성된다. 기타, 白沙苔, 積粉苔, 雪花苔 등이 있다.

㉡ 黃苔 : 黃苔의 종류는 많은데 모두 外邪가 入裏化熱하여 熱邪가 熏灼한 까닭이므로 裏證과 熱證을 주관하며 대부분 紅絳舌과 더불어 나타난다. 그러나 黃苔가 表證과 虛寒證에도 나타날 수 있는데, 예를 들면 風熱, 暑, 燥邪가 表에 있을 때 薄黃苔가 출현할 수 있고, 陽虛寒濕, 痰飮 등의 정체가 오랫동안 울체되어 熱化하여도 黃滑苔가 나타날 수 있다. 이외에도 黃苔에는 脾胃病變이 다견되니 脾胃의 本色이 黃色인 까닭이다. 薄黃苔는 邪熱이 아직 심하지 않은 상태로 風熱表證 혹은 風寒化熱入裏하였으나 아직 裏熱이 심하지 않은 證에서 자주 보인다. 黃厚(燥)苔는 舌質이 紅絳하면서 舌苔가 黃하고 건조한 것으로 裏熱이 亢盛하여 熱盛傷津한 象이다. 심하면 糙裂하여 沙石과 같은데 '黃瓣苔'라고 하며 대부분 熱結 즉 熱傷津虧하여 腸中에 燥屎가 內停함으로써 항상 大便秘結不通이 있고 臍腹脹痛 등의 腑實症이 있다. 焦黃苔는 舌質이 紅하면서 舌苔는 黃 · 灰 · 黑色을 겸하고 苔質은 乾燥糙裂하다. 이

러한 종류의 舌象은 黃燥苔의 형성과 기본적으로 상동하며 단지 정도가 더 심한 것이다. 黃膩苔는 濕熱交結, 痰熱互結, 食滯化熱 등의 症을 주관한다. 淡黃滑苔는 舌苔가 淡黃하고 舌質은 淡白胖嫩하면서 裂紋이 있는 것으로 대부분 陽虛土敗로 말미암아 寒濕, 痰飮이 內停되고 오랫동안 울체되어 熱化함으로써 형성된다. 따라서 병이 본래 虛寒하여 化熱한 것이므로 열이 대부분 심하지 않다.

㉢ 灰黑苔 : 灰苔와 黑苔는 色의 농도 차이로 동류이며 일반적으로 병이 비교적 위중하고 表證보다는 裏證에서 주로 나타난다. 다만 灰黑苔만으로는 虛, 實, 寒, 熱證을 변별할 수 없으므로 반드시 舌質의 形色과 苔質의 情況을 참고하여 구체적으로 분석해야 하니 苔質의 潤燥가 灰黑苔의 寒熱 속성을 감별하는 주요 지침이 된다. 일반적으로 黑苔는 熱極 혹은 寒盛의 危症을 주관한다고 인식되며, 만약에 舌苔가 灰하면서 水濕滑潤하다면 대부분 陽虛寒盛, 濕邪傷脾, 土虛反受水侮證에 속하니 이러한 종류의 舌象 형성은 淡白舌, 白膩苔가 기초가 된다.

### 2) 聞診

소리를 듣고 냄새를 맡아서 질병 정보를 얻는 진단방법으로 여러 발음기관(입, 혀, 치아, 입술, 코, 인후, 후두개, 폐 등)이 정상적으로 협조하기 위해서는 인체에 충분한 기본물질(원음, 원양, 기, 혈, 진액 등→소리를 내는 물질적 기초)이 공급되어야 하며, 이것이 손상되거나 고갈되면 소리에도 이상변화가 발생한다.

#### (1) 소리

##### ① 속성

㉮ 音調 : 소리의 높낮이를 통해 원음과 원양의 상대적 관계와 과부족을 판단한다. 예를 들면, 여자는 원음이 부족하거나 원양이 상대적으로 왕성하면 남자처럼 목소리가 굵고 낮게 변한다.

㉯ 音質 : 소리의 매끄러운 정도를 가리키며, 주로 원음과 진액, 혈의 자윤 작용과 관련이 있어서 진액과 음혈이 부족하거나 손상되면 목소리가 거칠다. 따라서 음질을 통해 음혈, 진액과 같은 자윤 물질이 충분한지를 판단한다.

㉰ 音量 : 음량의 크기는 원음과 원양의 상호작용으로 만들어지는 체내 물질과 분자의 운동인 '氣'와 밀접한 관계가 있으므로 氣가 충분하면 목소리가 강하고 우렁차다. 따라서 목소리의 강약으로 氣의 과부족과 원음 원양의 과부족을 판단한다. 이외에 음량과 관계가 있는 기관인 肺가 악기의 울림통처럼 목소리의 음량을 효과적으로 키우는데, 肺의 공명작용이 약해지면 음량에 변화를 초래하여 음량이 작아지거나

심하면 소리를 내지 못하게 된다 → 金實不鳴(풍한 풍열 담탁의 邪氣가 肺部를 막음)과 金破不鳴(氣의 固攝作用 실조)

### ② 질병별 소리의 특징

질병은 정상적 발음의 음조, 음질, 음량에 영향을 미칠 뿐만 아니라 몇몇 특수한 질병은 기침, 천식, 딸꾹질, 트림, 한숨, 복명, 재채기 등과 같은 비정상적 소리를 유발하기도 하므로 이를 통해 질병의 종류를 판단할 수 있다. 또한 이런 비정상적인 소리의 서로 다른 특징을 바탕으로 질병의 성질을 판단할 수도 있다.

기침을 예로 들면 다음과 같다.

㉮ 기침이 무겁게 가라앉고 탁하거나 목에서 골골거리는 소리 → 대개 폐나 기관지에 痰濁

㉯ 기침이 갑작스럽게 나고 크며 바람을 맞으면 더 심해지는 경우 → 風邪

㉰ 맑고 낭랑한 경우 → 燥邪 혹은 음혈과 진액의 소모 : 滋陰潤肺

㉱ 기침이 갑작스럽게 나고 시작하면 끊이지 않으며 심하면 오심과 구토에 피가 섞여 나오기도 하고 그칠 무렵에는 백로가 우는 듯한 소리 → 百日咳

㉲ 기침소리가 개가 짓는 듯한 소리 → 디프테리아

㉳ 기침 소리가 낮고 작으며 힘이 없고 거품 같은 가래가 나오는 경우 → 氣虛

㉴ 높고 카랑카랑하며 찢어진 북소리처럼 울림이 없이 쿡쿡거리는 소리 → 원음쇠약으로 원양이 浮越 : 滋陰潛陽

## (2) 질병과 냄새

환자 몸에서 나는 비정상적 냄새와 배설물에서 나는 비정상적 냄새 등이 있다.

몸에서 나는 냄새는 다음과 같은 것들이 있다.

① 口臭 : 구강이나 소화계통의 질병, 구강질환으로 인한 구취는 대개 구강 내 부패물질 때문에 발생하며(충치, 구강불결, 구강궤양, 악성종양 등) 소화계통 질환으로 인한 구취는 대부분 소화불량으로 음식물이 체내에서 발효되어 시큼하고 역겨운 냄새가 식도를 거쳐 구강으로 발산되는데, 트림을 할 때 더욱 심하다.

② 汗臭 : 발열환자에게서 한취가 난다면 몸에 땀이 많이 난다는 의미

③ 狐臭(암내) : 땀샘의 분비가 지나치게 왕성함을 나타낸다.

④ 身臭 : 썩은 냄새가 난다면 체표의 궤양이나 종창이 썩어 문드러짐

⑤ 鼻臭 : 코에서 냄새가 나고 탁한 콧물이 그치지 않는 것은 비강이나 부비강에 염증이 있음을 의미하며 이를 '鼻淵'이라고도 한다.

배설물의 비정상적인 냄새는 주로 대소변과 가래, 여성의 帶下 냄새의 변화를 통해 진단을 한다. 예를 들어, 정상대변에 비해 냄새가 지독하고 더럽고 소변이 황적색으로 탁하고 냄새가 심하다면 대개 內熱이 있음이고, 대변에서 비린내가 난다면 대개 內寒이 있음이고, 시큼한 냄새가 난다면 체내에 소화가 되지 않은 음식물이 있다는 증후이다. 여성의 대하에서 악취가 난다면 대개 內熱이 있음이고, 비린내가 난다면 대개 內寒이 있음이다. 배설물의 이런 특성은 임상에서 질병의 寒熱 성질을 감별하는 중요한 근거가 된다.

### 3) 問診

인체의 주관적인 감각은 질병을 본질적이고 직접적으로 반영한다고 할 수 있으나 환자의 주관적인 느낌에 대해서는 상세하고 목적이 뚜렷한 질문으로만 알아낼 수 있다. 問診은 질병의 진단과 치료과정에서 매우 중요한 역할을 한다.

명대의 張景岳은 환자에게 물어야 할 사항 열 가지를 **한열, 땀, 몸과 머리, 변, 음식, 가슴이 답답한지, 귀가 잘 들리는지, 목이 마른지 여부, 병이 오래되었는지, 병의 원인**이**라고 하였다**(十問歌 : 一問寒熱二問汗 三問頭身四問便 五問飮食六問胸 七聾八渴九當辯 九問久病十問因). 여기에 겸해 먹는 약과 인체의 변화를 참고하고, 여자에게는 월경을 물어야 하는데 월경의 빠르고 늦음, 폐경과 하혈을 모두 살피고, 소아는 전염병 등을 살필 것을 강조하였다(再兼服藥參機變 婦女尤必問經期 遲速閉崩皆可見 再添片語告兒科 天花痲疹全占驗).

#### (1) 한열

질병이 체온조절계통에 영향을 미치면(외부 한열자극 혹은 체내 물질손상 등) 춥거나 더운 감각의 한열증상 발생→ 惡寒發熱, 但寒不熱, 但熱不寒, 寒熱往來

##### ① 오한발열

오한은 대개 발열과 같이 나타나며, 열이 심할수록 뚜렷하고 추워서 떨기까지 하므로 보통 오한발열이라 한다. 대다수 세균과 바이러스로 인한 질병에서 모두 이와 같은 증상을 보인다. 正氣가 비교적 왕성해 邪氣가 인체의 표층에서 正氣의 완강한 저항에 부딪혔음을 나타내는 것이므로 '表證'이라 한다.

##### ② 但寒不熱

한랭의 감각만 있고 발열의 감각은 없는 증상으로 '畏寒'이라 하며, 옷을 껴입는 등 온기를 받는 방법으로 개선된다는 점에서 오한과 구별된다. 대개 '實寒證'과 '虛寒證' 두 가지 상황으로 발생한다. 실한증은 寒邪로 인해 인체 국부의 기혈이 응체되어 생기며 온찜질이나 기타 따뜻하게 하는 방법으로 완화 또는 경감시킬 수 있다. 허한증은 추위를 타고 사지가 차며 따뜻한 것을 찾는 증상으로 陽氣가 훼손되어 온후기능이 쇠퇴한 때문이다.

**③ 但熱不寒**

발열의 정도와 증상에 따라 壯熱, 微熱, 潮熱로 구분한다.

**㉮ 壯熱**

39℃ 이상 고열이 나고, 이외에 주로 面赤, 깨질 듯한 두통, 목이 타 찬물을 찾고 땀을 심하게 흘린다.

**㉯ 微熱**

37~38℃ 사이로 정도가 비교적 약한 발열, 대개 기본물질의 훼손으로 인한 체내 생산열과 발산열의 불균형으로 일어난다.

<u>氣虛발열</u>은 元氣의 소모로 인한 땀구멍의 개폐기능의 실조로 초래되며 대개 식은땀이 나고 무기력하며 소화가 잘 안 되는 등 원기를 소모해 발생하는 다른 증상과 함께 나타나는데 과로 후에 가중된다.

<u>陰虛발열</u>은 원음이 소모되거나 원음과 원양 사이의 제약평형 관계가 깨지면서 원양이 상대적으로 왕성해 일어나는 약한 열로 주로 오후나 야간에 비교적 규칙적으로 나타나는데, 마치 조수와 같아서 '潮熱'이라고도 한다. 음허발열에서 나타나는 潮熱 현상은 腎에 저장된 원음의 소모로 인해 낮 동안 전신을 순환한 원양이 오후와 야간이 되어 腎으로 되돌아갈 때 원음과 원양 사이의 한열평형이 깨져서 나타나는 발열이다. 이 발열은 생산열 과다로 발생한 것이 아니므로 대개 열이 심하지 않거나 환자가 겨우 발열을 느낄 정도이고 체온도 높이 올라가지 않는다.

<u>津傷발열</u>은 열병 막바지에 흔히 보이는데 邪熱이 진액을 손상시켰거나 심한 땀이나 구토, 설사 등으로 진액이 대량으로 유실된 결과이다. 따라서 대개 口乾舌燥, 肌膚乾燥 등의 증상을 동반한다.

**㉰ 潮熱**

음허조열 외에 자주 볼 수 있는 것은 양명조열과 습온조열이다.

陽明燥熱은 邪熱이 腸(대장)에 쌓여 일어나는 발열로서 주로 오후 3~5시(양기가 체내를 운행하다가 양명경에 도달하는 시간)에 나타나는데 양기와 사열이 합쳐지면 발열을 야기하거나 더욱 심화시키는데다가 대변을 딱딱하게 만들어 속이 더부룩하고 변비가 생긴다('陽明腑實證').

濕溫燥熱 역시 주로 오후에 나타나며 피부를 처음 만졌을 때는 열감을 느낄 수 없다가 계속 접촉하면 점차 뜨거워지는 열감을 느끼는 특성이 있다('身熱不揚'). 습사에는 끈적거리고 무겁고 탁한 성질이 있어 열사와 함께 침입했을 때는 열사가 습사에 싸여 견제를 받으므로 열이 외부로 전달되는 데 지장을 받기 때문에 身熱不揚한 열상이 생긴다. 이런 열상은 양기가 가장 왕성한 때인 정오를 지나 오후가 되어서야 느낀다.

**④ 寒熱往來**

학질과 소양병에서 주로 나타나는데, 학질은 瘧疾原蟲이 일으키는 질병으로 체내에서 번식해 인체의 적혈구를 파괴하면 寒熱往來 증상이 생기며 대개 발작할 때는 먼저 추위에 벌벌 떨지만 이불을 여러 장 덮어도 완화시킬 수 없다. 이어서 발열하는데 얼음물에 들어가고 싶을 정도로 열이 오른다. 한열발작은 일정한 규칙이 있어 하루 한 번 혹은 2~3일에 한 번 발작하기도 한다. 격렬한 두통과 갈증, 多汗 등의 증상을 동반하는 경우가 많다. 소양병은 邪氣가 반표반리에 침입해 발생한 질병으로 만약 邪氣가 침입했을 때 正氣가 쇠약해졌다면, 태양경에서 효과적으로 대항해 싸울 수 없기 때문에 소양경까지 침입한다. 따라서 正氣가 태양경으로 나갈 수 없어 기부를 온후할 수 없으므로 惡寒이 나타난다. 그러나 이때 正氣가 외사에 저항할 수 없을 정도로 쇠약해지지 않았다면, 正氣는 조금씩 힘을 축적해 邪氣의 침입에 대항한다. 正氣가 어느 정도 축적돼 邪氣에 필적할 때가 되면 또 다시 正邪相爭으로 발열이 나타나지만 正邪 양쪽 모두 상대를 압도적으로 격파할 수 없기 때문에 정해진 주기 없이 수시로 소양병의 寒熱往來가 발생한다. 소양은 또 膽經이 분포하는 곳이기 때문에 이외에도 입이 쓰고, 목구멍이 마르며, 눈이 침침한(目眩) 등의 증상도 나타난다.

### (2) 땀

'陽加於陰' 즉, 땀은 양기가 체내의 진액에 열을 가해 땀구멍으로 배출시킨 결과라는 의미로 땀에 대해 물으면, 피부 땀구멍의 개폐 기능(예, 太陽中風證, 太陽傷寒證)과 양기와 진액의 과부족 상황[9]을 이해할 수 있다.

9 양기와 진액의 과부족 상황의 예로는, ① 自汗 : 양기허약으로 땀구멍을 고섭하지 못해 진액이 저절로 흘러나옴. ② 盜汗 : 음허도한은 초저녁부터 심야까지 많이 발생하는데, 땀이 나기 전에는 대개 조열과

### (3) 두통

머리는 경락이 가장 밀집한 곳으로 두통이 있는 부위를 살펴 邪氣가 어느 경락에 침입했는지, 질병의 영향을 어느 장부가 받는지 알 수 있다.

이마 및 미릉골은 足陽明胃經, 머리 양옆 태양혈 부위는 足少陽膽經, 머리 뒤의 목덜미 부위는 足太陽膀胱經, 머리 꼭대기는 足厥陰肝經, 치아 부위는 足少陰腎經이 지나는 통로이므로 두통이 치아에 미친다면 사기가 少陰經 혹은 腎에, 두통에 설사가 동반되면 사기가 太陰經이나 脾에 있다.

### (4) 대변

대장이 조박물질을 체외로 배출하는 데 필요한 원동력은 氣에서 제공받으므로 대변을 통해 비위와 대소장의 기능상태 및 氣의 충만 정도를 파악하는 것이 가능하다.

#### ① 便祕

장의 蠕動능력과 장내 滋潤정도가 관건이다.

장에 대한 기의 추동작용은 조박물질이 체외로 배설되는 동력의 근원으로 만약 기가 부족하면 장의 연동능력이 떨어져 조박물질이 장에 너무 오래 머물러 변비가 생긴다. 이런 변비는 대개 피로와 무기력, 신경쇠약, 식욕부진 등 氣虛 증상을 동반한다. 이 밖에도 寒邪도 장의 연동운동에 영향을 미쳐 寒邪가 대장에 침입하면 수축과 응고하는 특성으로 인해 장경련을 유발하고 조박물질이 순조롭게 배출되지 못함으로써 변비가 생긴다. 이런 변비를 '冷秘'라 하며 脘腹冷痛, 四肢不溫, 局部喜暖 등의 증상을 동반한다.

또 변비는 장의 자윤부족으로도 발생하며 원음과 혈, 진액 등의 물질이 감소하면 지나치게 건조해져서 조박물질이 장 내에서 마른 상태로 뭉쳐 체외로 잘 배출되지 않는다. 이런 변비는 노인이나 출혈과다, 진액을 대량 소실하였을 때 주로 보이며 입과 혀가 마르고, 가슴이 답답하면서 잠을 이루지 못하고, 목구멍이 건조하여 아프고, 피부가 건조해지는 등의 증상을 동반한다.

#### ② 泄瀉

음식에 대한 비위의 운화와 부숙기능(소화과정)의 실조가 설사와 가장 밀접한 관계가 있다. 비위 기능이 쇠퇴하면 음식을 정상적으로 운화할 수 없고 수분이 대량으로 장에

---

가슴이 답답하며 열이 내린 후 땀이 난다. 양허도한은 심야 이후 혹은 새벽에 많이 발생하는데, 대개 식은땀을 흥건히 흘리고 손발과 사지가 차다.

들어가 배탈설사를 일으킨다. 설사변에 소화되지 않은 음식물이 섞여있는 것을 '完穀不化'라고 하는데, 비의 운화기능이 쇠약해진 것 외에 腎이 저장하는 元陽의 부족과도 밀접한 관계가 있다. 다른 한 유형의 설사는 정서적인 요인과 관계가 있다. 정서적 요인으로 복통설사를 하고 설사 후에는 통증이 완화되며, 胃脘脹痛과 함께 식사량이 줄고 식욕이 떨어지는 증상을 동반하는 것을 '痛瀉'라 한다. 이것은 간의 소설기능 실조와 관련이 있는데 肝氣鬱結로 비의 운화와 대장의 전도 기능이 실조되어 痛瀉가 일어나며 설사 후에는 울결된 기가 잠시 소통되기 때문에 증상이 완화되거나 경감된다.

### (5) 음식기호

비위의 기능 상황과 질병의 한열 성질을 파악할 수 있는데, 예를 들면 식욕이 지나치게 왕성하고 식사 후 오래되지 않아 배고픔을 느끼며 식사량이 많은데도 몸이 여윈다면 대개 비위의 기능이 항진한 경우로 대부분 '胃火'에 속한다. 식욕이 좋지 않아 음식 생각이 없고 뱃속이 답답하다면 대개 비위기능이 부족한 증상이다. 이 밖에 특별히 좋아하거나 특정 음식을 싫어하는 것으로도 질병의 성질이 반영된다. 예를 들어 갈증에 따뜻한 물을 좋아한다면 체내에 寒氣가 있다는 증거이고, 찬물을 좋아한다면 몸에 열이 있다는 증거이며, 목이 마른데 물을 입 안에 머금기만 하고 목으로 넘기지 않으려 한다면 대개 체내에 어혈이 있음이다. 또한 혐오감은 사람의 주관적인 정서인데 특정한 것을 싫어하는 것은 이것이 몸에 손상이나 손해를 초래한 적이 있어서 몸이 그것에 대해 혐오감을 보이는 것이니, 음식에 대해 혐오감을 보이는 것은 대개 '傷食'의 표현이다.

### (6) 耳鳴

이명은 허증과 실증이명으로 구분하는데, 감별하는 방법으로 환자가 외부 소음의 방해를 받을 때 보이는 반응을 살펴 외부의 소음으로 이명이 가중되고 심지어 답답함과 불안한 증세를 나타낸다면 대개 실증이명이고, 이명이 외부 소음에 묻혀 감소하거나 심지어 사라진다면 허증이명으로 판단한다. 만약 뚜렷한 변화가 없다면, 다른 방법으로 허실을 판단해야 한다.

### (7) 口味(味覺異常)

- 口淡乏味 : 脾胃의 기능이 저하됐을 때 나타나는 증상으로 식사량이 감소하고, 속이 더부룩하며, 묽은 대변을 보는 증상을 자주 동반한다.
- 口甛 혹은 口膩 : 脾의 운화부족과 水濕內停의 증상

- 口中泛酸 : 肝木이 胃土를 침범하거나 胃의 通降機能 실조로 위산이 역류한다.
- 口苦 : 열병이나 膽火亢盛한 때문이다.
- 口鹹 : 腎病이 원인이다.
- 口中酸餿 : 대개 傷食이다. 음식물이 위에 오래 머물러 발효되면 쉰 맛을 낸다.

**◈ 問舌覺**

舌覺異常은 음식을 먹지 않을 때 혹은 기타 자극인소가 존재하지 않을 때 舌上에 나타나는 異常味覺 혹은 기타감각을 가리키며, 인체의 氣血陰陽失和, 臟腑機能失常을 반영한다.

임상에서 비교적 상견되는 味覺異常으로는 酸, 苦, 甘, 辛, 鹹, 淡이 있으며, 그 밖에 舌의 감각이상으로는 粘膩不爽, 麻木, 灼熱疼痛 등이 있다.

舌覺異常은 각 臟腑의 병변을 반영하며 질병의 虛實, 寒熱을 변별하는데 일정 부분 의의가 있다.

| 舌覺異常 | 특징 |
|---|---|
| 淡 | 口中無味, 舌의 미각이 예민하지 않고 둔한 것으로 寒證과 虛證에서 자주 보임 |
| 苦 | 熱證에서 다견되니 胃熱, 肝膽濕熱, 心肝火旺, 外感熱病 등 |
| 甛 | 辛辣肥甘厚味한 음식을 과식하여 滋生濕熱하거나 外感濕熱이 中焦脾胃에 蘊結하여 곡기와 더불어 相傳하여 口中에 上蒸, 또한 粘膩不爽感을 동반한다. |
| 酸 | 肝胃不和에서 가장 상견, 이 외에도 폭음폭식 혹은 脾胃虛弱, 소화불량, 濁氣가 舌에 上泛할 경우에도 口酸이 나타날 수 있으니 이때는 대부분 脘腹脹滿, 口氣失氣酸敗腐臭, 厭食, 苔厚膩 등의 증상이 수반된다. |
| 澀 | 떫은 맛으로 주로 燥熱傷津으로 발생하므로 항상 乾燥皚裂舌과 동시에 나타난다. 이 외 寒濕證에 溫燥之品을 과복했을 경우에도 발생할 수 있다. |
| 鹹 | 대부분 腎陽虛衰 水寒上泛과 관계가 있다. 또한 脾虛不能制水함으로써 水反侮土할 경우에도 볼 수 있다. |
| 膩 | 대부분 厚膩苔와 함께 나타나며 주로 濕濁, 痰飮 등 邪氣가 중초에 정체하여 中陽이 곤궁하게 된 까닭이다. |
| 麻 | 대부분 血虛, 痰盛 및 肝風內動에서 다견되며, 이외 독성약물 등 |
| 灼熱疼痛 | 대부분 火邪가 內盛하여 舌上에 上炎함으로써 발생하니, 火는 또한 허실의 구분이 있으나 實證이 대다수이다. 이것은 舌尖紅赤, 舌紅, 口舌生瘡 등과 동시에 나타나니 변증 상 대부분 心火上炎, 心脾熱盛證 등이다. 전자는 주로 舌尖紅赤灼痛 혹은 口舌生瘡하며 후자는 舌體紅赤腫脹灼痛한다. 이 외 虛火 즉 陰虛火旺證, 陽虛浮陽不潛證도 또한 口舌生瘡을 볼 수 있다. |

#### (8) 月經

월경의 주기(대략 28일, 3~5일간)와 양, 색, 질을 물어 질병의 虛實과 寒熱을 판단한다.

월경의 주기가 1주 이상 앞당겨지고 이런 현상이 3회 이상 연속되는 것을 月經先期라 하며, 주기가 빠르고 색이 짙고 끈적끈적하며 양이 많은 것은 대부분 血熱 때문이다. 주기가 빠르고 색이 옅고 묽으며 양이 많은 것은 대부분 氣虛(고섭작용 실조) 때문이다.

월경의 주기가 1주 이상 늦어지고 이런 현상이 3회 이상 연속되는 것을 月經後期라 하며, 색이 옅고 묽으며 양이 적은 것은 血虛에 속한다. 암자색에 핏덩이가 있고 양이 적다면 한사가 혈액을 응고시켜 월경후기를 유발한 것이다. 몸이 뚱뚱한 여성에게 월경후기나 폐경이 나타나는 것은 대개 痰濁이 경락을 막아 발생한 월경이상이므로 化痰祛濕하는 방법이 좋다. 그러나 이때 월경후기 혹은 폐경에 통상 쓰는 치료약인 양혈조경약은 도리어 체내의 담습을 가중시키므로 주의한다.

#### (9) 白帶

여성 자궁경부 점막세포가 분비하는 점액으로서 그 양이 현저하게 증가하거나 색과 냄새에 변화가 생겼다면 질병현상으로 '帶下病'이라 한다. 양이 많으면서 대하의 색이 희고 묽으며 냄새가 없거나 비린내가 나는 것은 대개 寒濕 때문이고, 누렇고 끈적이며 악취가 나는 것은 濕熱 때문이다.

#### (10) 小兒

소아질병의 특성을 근거로 출생할 당시의 상황(산모의 임신기 수유기의 상황, 난산이나 조산여부 등)과 예방접종 상태 및 상세한 발병경과 등을 문진하는데 발병경과는 소아질병의 진단에 매우 중요한 참고자료가 된다.

### 4) 脈診

#### (1) 맥박에 대한 5가지 감각분석

① **심박동의 강도, 속도, 리듬 :** 맥박의 강약, 완급(분당 60~90회), 리듬의 변화를 일으키는 주요 요인이다.

② **혈관벽의 탄성과 긴장도 :** 맥박의 부드러움과 단단함의 변화를 일으키는 주요 요인이다.

③ **동맥에 흐르는 혈액의 양 :** 맥박의 굵기에 영향을 미치는 중요한 요인이다.

④ **혈관에 대한 혈액의 충격력 :** 심장박동의 힘, 혈액량 및 혈류속도 등의 요인에 의해 종합적으로 형성된다. 충격력이 크면 맥이 잘 짚이고, 작으면 무겁게 눌러야만 맥이 짚인다(맥의 깊이에 관련).

⑤ **혈액의 粘度 :** 맥박의 흐름에 변화를 일으키는 주요 요인이다. 점도가 높으면 혈류의 저항력이 커져 속도가 완만하고 매끄럽지 못하며, 낮으면 혈류의 저항력이 작아 속도가 빠르고 혈액이 원활하게 흐른다.

맥박을 구성하는 이상의 요인으로부터 심장, 혈관, 혈액 등과 관련한 정보를 얻을 뿐만 아니라 이 세 가지와 인체의 각 물질 사이에 존재하는 수많은 정보를 알 수 있다. 심장박동의 원동력은 元陽, 혈액이 혈관 속을 운행하는 동력은 氣의 추동작용, 혈관벽의 탄성은 元陰의 자윤에 의해 결정되고 혈관벽의 긴장도는 정서적인 요인 및 국부적인 寒熱상황에 영향을 받는다. 혈액의 충만도는 혈액량을 반영할 뿐만 아니라 진액의 과부족도 반영할 수 있다. 혈액의 속도는 또 혈액 속에 포함된 이물질의 양과 밀접한 관계가 있는데 이물질(담탁, 어혈 등)이 많으면 혈류의 저항력이 증가해 속도가 느려진다. 즉, 맥박의 특징을 근거로 각종 기본물질의 충분 정도와 기능상태를 추론해 진단할 수 있다. 오장은 음, 양, 기, 혈, 진액 등의 기본물질을 저장하는 곳으로서 이런 물질의 과부족과 오장의 기능상태는 직접적인 관계가 있어 맥박을 통해 오장육부의 기능상태를 최종적으로 이해할 수 있다. 즉, 맥박은 **장부의 기능상태** 및 **인체의 물질 충분 정도**와 관련이 있는 가장 믿을 만하고 가장 직접적인 증거를 제공한다.

### (2) 脈象

맥상은 바로 인체 내부의 정보를 맥박을 통해 나타내는 외재적인 표현이다. 즉, 내부의 정보가 맥박으로 표출되는 것이 삼부의 맥상으로 나타난다.

#### ① 平脈

정상인에게 나타나는 맥상으로 분당 70~80차례 뛰는데 촌 · 관 · 척 삼부에서 모두 만질 수 있어야 한다. 손가락 아래의 감각이 뜨지 않으면서 가라앉지 않고[10], 크지 않으면서 작지 않고[11], 여유가 있으면서 부드럽고[12], 무르지 않으면서 단단하지 않고[13], 부드

10 맥박의 위치가 체표 가까이로 얕지 않지만 무겁게 누르지 않아도 느낌
11 맥박의 형상이 굵고 크지 않으면서 가늘고 작지도 않음
12 너무 빠르거나 너무 느리지 않고, 지나치게 팽팽하거나 느슨하지 않음
13 혈관벽이 지나치게 이완되거나 수축되지 않음

러우면서 힘이 있고[14], 리듬이 일정하며, 외부환경의 변화와 생리에 따라 일정한 변화가 나타나야 한다. 평맥의 특징을 세 가지로 총괄하면 **胃**[15] · **神**[16] · **根**[17]으로 표현한다.

**② 病脈**

질병 상태에서의 맥상으로 전형적인 병맥을 28가지로 총괄함, 정상적인 평맥과는 다르지만 기본적으로 胃 · 神 · 根의 특성이 모두 있다.

**표 5. 병맥의 특징과 병상**

| 맥상 | 특징 | 병상 |
|---|---|---|
| 浮脈 | 가볍게 짚으면 박동이 감촉되고 세게 누르면 감촉이 약해짐. 들면 남고 누르면 부족함 | 表證의 주요 맥상, 만성병은 허증, 힘이 있는 것은 表實, 힘이 없는 것은 表虛 |
| 革脈 | 떠 있으나 아주 힘이 있음 | 표한, 아주 성한 것 |
| 濡脈 | 가볍게 누르면 즉시 감촉되나 극히 약함. 솜을 물속에 잠그는 것 같은 감촉 | 양허, 신허 혹 濕證 |
| 實脈 | 부중침이 다같이 박동이 크고 힘도 있음 | 실증, 火邪 |
| 虛脈 | 부중침이 박동이 가늘고 약하며 힘이 없음 | 허증, 허혈, 상서(더위먹음) |
| 空脈<br>=芤 | 부하고 크며 짚어보면 맥이 뜸<br>가볍게 눌렀거나 무겁게 눌렀을 때 맥이 만져지는데 유독 중간힘으로 눌렀을 때 맥이 만져지지 않음. '파 줄기를 누르는 것 같음' | 대출혈, 혈이 급격히 감소해 혈관을 가득 채울 수 없지만 어느 정도 용적과 긴장도를 유지하는 상태로 급성실혈, 大吐, 大瀉로 인한 진액의 대량손실에서 주로 보인다. |
| 沈脈 | 가볍게 짚으면 감촉되지 않고 무겁게 짚어야 감촉 | **裏證**, 허한증, 힘이 있는 것은 **裏實** |
| 伏脈 | 뼈에 닿을 정도로 눌러야 감촉 | 병사가 깊이 있을 때 |
| 硬脈 | 가라앉고 견고하며 실함 | 적, 굳은 것이 쌓인 것 |

14 혈관벽에 대한 혈액의 충격력이 손가락을 울릴 정도로 세지 않으면서도 일정한 힘이 있음

15 胃 : 생명활동에 필요한 영양물질은 음식물을 받아들이고 소화시키는 胃의 정상적인 기능(胃氣)에 의존하므로 생명의 근본이요 기혈생성의 원천 즉, 맥상에 위기가 있다는 것은 각종 영양물질이 충분하고 각 장부기능이 균형을 이루고 서로 협조함을 표현

16 神 : 생명활동의 총체적 표현. 즉, 각종 물질이 체표에 드러나는 종합적인 표현으로 여유가 있으면서 부드럽고 힘이 있는 맥상

17 根 : 원음과 원양을 저장하는 腎은 각종 생명활동의 원동력이 되는 곳으로 인체의 근본이 된다. 따라서 腎에 精氣(원음 원양)가 충분한 것이 평맥의 근본으로, 맥의 척부를 지그시 누르면 힘이 느껴짐. 맥상의 根은 질병의 예후를 판단하는 중요한 근거.

| | | |
|---|---|---|
| 弱脈 | 허하고 가라앉으며 작음. 힘이 없고 가늘게 짚어보아야 감촉 | 양쇠, 장부의 기혈부족 |
| 遲脈 | 한 호흡 사이에 3회 이하. 분당 60회 이하인 맥상 | 寒證, 힘이 있는 것은 寒積, 힘이 없는 것은 虛寒 |
| 結脈 | 맥박이 완만하면서 앞뒤로 박동이 멎는 간격이 일정하지 않은 맥상(心房性 早動) | 陽氣가 훼손되고 寒邪가 심맥에 응체 |
| 代脈 | 맥박이 규칙적으로 멈추면서 그 간격이 긴 맥상(心室性 早動) | 결맥과 비슷하여 心이 저장하는 정기의 훼손과 부족 |
| 散脈 | 멎는 회수가 일정하지 않고 누르면 부하고 문란 | 신기쇠약 |
| 數脈 | 한 호흡 사이에 6회 이상. 분당 120회 이상 맥상 | 熱證, 外感熱邪와 火熱內生 |
| 動脈 | 관맥 상에서 짚히며 머리와 꼬리가 없음 | 驚證, 통증 |
| 促脈 | 빠르면서 때때로 멎음 | 화증, 기분의 장애 |
| 疾脈 | 한 호흡 사이에 7~8회. 삭맥보다 빠른 맥상 | 양사의 왕성 |
| 滑脈 | 감촉이 원활하며 흐르는 것 같음 | 邪氣왕성, 痰飮病 주요 맥상 |
| 弦脈 | 탄력성이 크고 거문고 줄을 누르는 감촉 | 간병, 혈관수축, 통증 |
| 緊脈 | 힘이 있음. 팽팽한 새끼줄을 누르는 것 같은 맥상으로 현맥보다 굵고 크며 힘도 더 강해 맥을 짚은 손가락이 튈 정도로 강한 맥박을 느낄 수 있음 | 혈관수축으로 나타난다는 점에서 현맥과 유사하나 더 심한 것. 한증, 극렬한 통증 |
| 長脈 | 폭이 넓어서 촌구맥을 지나서까지 나타남 | 기가 역행하며 화가 왕성 |
| 洪脈 | 크고 힘있는 맥이 정상보다 넓게 나타남 | 사가 왕성하고 화가 항진 |
| 澁脈 | 활맥과 상반되는 맥으로 거칠게 잡히는 맥상 | 正氣손상, 血證, 氣滯, 血氣不足 |
| 短脈 | 맥의 길이가 삼부에 다 차지 않는 부족의 맥상 | 촌부에 차지 않으면 心과 肺의 정기가 부족, 척부에 가득 차지 않으면 腎의 정기가 약해진 것, 痰濁이나 瘀血 |
| 微脈 | 맥이 아주 가늘고 누르면 끊어질 듯한 맥상 | 망양 |
| 細脈 | 실과 같이 가늘고 미맥보다 힘이 있다. | 혈부족, 기혈양허, 습증 |

❖ 氣는 혈관을 고동시키고 血은 혈관을 채우므로 氣 · 血의 충분 정도가 맥의 굵기를 결정한다.

**표 6. 맥을 보고 진단하는 방법 15가지**

| 맥상 | 원인 | 병명 |
|---|---|---|
| 1. 短脈 | 양기부족 | 두통 |
| 2. 長脈 | 음기과다 | 발과 아래다리 통증 |
| 3. 促脈 | 양기가 상부에서 왕성 | 어깨, 등 통증의 징조 |
| 4. 맥이 가라앉고 굳음 | 음기과다 | 질병이 깊은 곳에 있다는 징조 |
| 5. 맥이 뜨고 왕성함 | 양기과다 | 질병이 표면에 있다는 징조 |
| 6. 맥이 가라앉고 약함 | 양쇠, 혈부족 | 열이 나는 병의 징조 |
| 7. 가라앉고 옆으로 기울어짐 | 음이 안에서 뭉쳐 있음 | 脇下積滯, 腹內鬱積으로 통증 |
| 8. 맥이 가라앉고 급함 | 음과 양이 지나침 | 한열왕래 |
| 9. 맥이 활하며 굳음 | 양이 지나침 | 질병이 표면에 있다는 징조 |
| 10. 맥이 굳고 작으며 충실함 | 음이 지나침 | 병이 깊이 있는 만성 질병 |
| 11. 맥이 윤활하면서 빠름 | 실증, 양이 왕성함 | 질병의 초기, 風邪의 징조 |
| 12. 弦脈이면서 급함 | 음기가 뭉쳐 있음 | 복부에 기혈이 뭉쳐있는 병 |
| 13. 맥이 체류되어 있는 촉감 | 음이 왕성함 | 痺病 |
| 14. 맥이 온화하고 윤활함 | 내부에 열이 있음 | 裏熱病 |
| 15. 맥이 성하며 긴장감 | 음양상박 | 腹脹滿病 |

◈ 眞臟脈 : 胃 · 神 · 根이 없는 맥상으로 怪脈 · 死脈 · 絶脈이라고도 한다(七絶脈).

① 釜沸脈(臨死)

② 魚翔脈(陽氣고갈)

③ 蝦游脈(大腸精氣고갈)

④ 屋漏脈(완만하면서 충격력이 없는 맥상으로 胃氣將絶)

⑤ 雀啄脈(脾氣將絶)

⑥ 解索脈(산만하고 무질서, 腎氣고갈)

⑦ 彈石脈(腎氣將絶)

## 2. 치료(八法 中心)

**疾病 ⇒ 韓藥 선택 ⇒ 方劑 구성 ⇒ 劑型 결정⇒ 탕약법, 복용법, 금기음식 등 ⇒ 治療**

질병의 치료를 시도할 때는 질병의 **경중, 허실, 한열** 등의 病情과 **기간** 등 구체적인 상황을 바탕으로 치료방법을 세워야만 단번에 질병을 제거할 수 있다.

질병은 내외부의 각종 요인으로 인해 **내재한 動態平衡이 실조**되어 발생하므로 치료는 당연히 고유한 동태평형을 회복시키는 일이 되며, 평형파괴의 유형에 따라 원래의 동태평형을 회복시키는 방법(치법)들을 적용하였다.

질병의 성질에는 인체를 구성하는 기본물질의 소모나 손상으로 야기된 **虛證**과 내외부의 사기가 장부기능을 손상함으로써 발생한 **實證**이 있다.

따라서 치법을 총괄하면, 扶正(補虛)과 祛邪(瀉實), 이 두 원칙을 벗어나지 않는다. 즉 한의학적 치법은 내외부로부터 형성된 邪氣를 몰아내고 자신의 正氣를 보충한다는 원칙을 중심으로 운용된다.

> ◈ 治病 八法 : 汗 · 吐 · 下 · 和 · 溫 · 淸 · 消 · 補法(淸代 程鍾齡『醫學心悟』)

### 1) 汗法

#### (1) 실증

**① 辛溫發汗法(風寒表證)**

**麻黃湯**, 마황 · 계지 · 생강 · 소엽 · 형개 · 방풍 · 백지 · 신이 · 총백 · 담두시 등

**② 辛凉發汗法(風熱表證)**

淸代 葉天士 창안, 吳鞠通『溫病條辨』, **銀翹散**

**③ 解暑發汗法(暑濕表證(外暑熱內寒濕))**

**新加香薷飮**, 李時珍 曰 "香薷乃夏月解表之藥猶冬月之用麻黃"

#### (2) 허증

허중에 외사를 감수한 상황 '扶正發汗'

① 滋陰發汗法(陰虛外感證(풍열표증 + 음허증))

**加減葳蕤湯**

② 溫陽發汗法(陽虛外感證(풍한표증 + 양허증))

亡陽證 예방원칙을 바탕으로 南北朝시대 晉의 陶弘景이 창안

**再造散**(마부세신탕 + 계지탕 + ( - 마황)황기 · 방풍 · 인삼 · 천궁 · 강활)

③ 益氣發汗法(氣虛外感證)

**敗毒散**

④ 養血發汗法(血虛外感證)

張仲景 曰 "亡血家不可發汗 衄血家不可發汗"

**荊防四物湯**

사기를 제거하되 정기를 손상시키지 않고 정기를 북돋우되 사기를 남겨둬서는 안 되며, 허하면 補하고 실하면 瀉해야 한다.

주의 : 기본물질이 손상되고 소모된 正氣不足者에는 신중 사용, 表證에 사용한다.

### 2) 吐法

'因勢利導', 곧 상황에 따라 유리한 쪽으로 인도하는 방법으로 몇몇 질병치료에서 다른 치법으로는 얻기 힘든 효과를 나타낸다. 예를 들어 음식이 상완 부위에 적체되어 흉격 부위가 그득하고 답답하며 신물이 넘어오고 썩는 냄새가 나는 트림이 올라오는 증상, 증상의 시작 기간이 비교적 짧을 때, 독극물을 먹었을 때 등에 적용한다.

① 瓜蒂散(과체 · 적소두 · 향시),

② 獨聖散(과체 + 제즙(절인 부추 즙))

구토작용이 가장 약하며 주로 宿食을 토하는 데 사용

③ 二仙散(과체 茶 + 제즙)

청열작용 강화, 痰熱 風熱이 두면이나 흉격 부위에 있을 때 사용

④ **三聖散(과체 · 방풍 · 여로 + 제즙)**

구토작용 강화, 祛風 化痰 通絡효능을 추가하여 風痰이 淸竅를 막아 발생하는 中風閉證, 癲癎, 痰滯胸膈 등에 사용

음식이나 有形의 사기가 노쇠하거나 오랜 병으로 허약해진 환자의 흉격이나 위완 부위에 적체되어 있을 때 '扶正祛邪' 원칙에 따른다

涌吐藥 사용 후에도 구토가 멈추지 않을 때는 보통 生薑汁 복용하고, 그래도 멈추지 않으면 다음의 약재를 복용한다.

- 瓜蒂散일 때 麝香이나 丁香을 0.3~0.6g 정도 복용
- 三聖散일 때 葱白을 진하게 달여서 복용

### 3) 下法

인체 하부에 정체된 宿食, 燥屎, 冷積, 瘀血, 結痰, 水飮 등 병리물질을 항문을 통해 체외로 배출시킴으로써 사기와 병인을 제거하는 치료방법으로 汗, 吐法과 더불어 사기를 제거하는 주요수단이다.

#### (1) 하법의 용도

① **적체 형성의 원인**

㉮ 외부사기가 장부에 침입해 장부기능을 교란하면 痰, 濕, 膿, 燥屎 등이 발생한다.

㉯ 장부기능 실조 혹은 기혈운행이 원활치 못하면 장 속에 조박물질 정체, 瘀血, 水濕, 痰濁 등 유형의 병리물질이 형성된다.

② **적체의 유형**

적체는 신체의 동태평형을 파괴하고 장부기능에 영향을 미치므로 병세가 더욱 악화된다. 따라서 이런 유형의 질병을 치료할 때는 체내 적체된 물질을 제거해 최대한 빨리 장부기능을 회복시키는 일이 급선무이다.

적체의 유형은 다음과 같다.

㉮ **熱積**

침입한 열사가 장 속의 조박물질과 결합해 만들어진 유형의 적체

변비, 방귀, 脘腹痞滿, 복통, 조열, 수족한출 등. 舌苔黃, 혓바늘 혹 혀가 검게 말라 갈라짐, 脈沈實有力 '陽明腑實證'

**㊏ 寒積 : 한사 + 조박물질**

변비, 脘腹脹痛, 복통(따뜻하게 하면 완화), 사지궐냉, 대개 암자색의 舌苔가 끼고 脈沈緊

**㊐ 水積**

외사가 침입하거나 장부기능 실조로 水液의 운송과 배설에 장애

발생부위에 따라 증상이 다르게 나타남

**㊑ 血積**

외사가 침입하거나 외상으로 어혈이 하초에 적체

少腹急結, 小便自利[18], 섬어, 번갈, 야간발열 등. 심하면 미친 듯한 행동을 하기도 함

**㊒ 燥積**

精血과 陰液이 소모 또는 손상되어 腸을 자윤하지 못하거나 邪熱로 인해 진액이 고갈되어 腸이 지나치게 건조하면 장 속의 조박물질이 말라붙어 발생

燥積은 노년층의 습관성 변비나 열병 후기의 대변불통자에서 많이 보인다.

### (2) 하법의 종류

**① 寒下法 : 瀉下通便**

**大承氣湯**

**② 溫下法 : 瀉下通便 + 溫熱藥**

**大黃附子湯(『金匱要略』)**

> ❖ 마부세신탕은(麻黃) 解表의 방법으로 무형의 陰寒을 제거하는 방제이고, 이것은 (大黃) 攻下의 방법으로 유형의 陰寒邪氣를 제거하는 방제이다.

**③ 逐水法**

**甘遂(苦味寒性有毒, 攻逐水飮 經絡)**

大戟(苦味寒性有毒, 攻逐水飮 臟腑)

18 小便自利 : 소변의 횟수가 증가하나 양은 줄지 않아 음액이 계속 빠져나가는 병증. 血積·水積의 감별기준은 소복급결.

芫花(辛味溫性有毒, 泄水除濕 滌痰逐飮 상초 특히 흉협 부위에 쌓인 수음을 몰아내는 데 편중), 예) 十棗湯

◈ 독성이 있는 약제사용 시 좋은 방법은 일반적으로 환제로 사용

상술한 逐水藥에 通利大便藥을 함께 배합해 축수의 효과를 더욱 강화하기도 함(예, 舟車丸 - 金 · 元代 劉完素)

④ **逐瘀法 : 活血化瘀(逐瘀) + 攻下通便**

- **桃核承氣湯**(도인 · 계지 + 조위승기탕)
- **抵當湯**(破血작용이 더 강함)

⑤ **潤下法**

이상 네 가지 공하의 방법은 환자의 체질이 강하고, 외사의 영향을 받아 屎, 水, 瘀 등 유형의 적체가 축적되어 발생한 질병에 적합한 방법이나 고령이거나 오랜 병으로 체질이 쇠약해져 腸의 자윤작용이 결핍되고 이로 인해 대변불통 등의 증상이 있다면 작용이 비교적 완만하고 부드러운 潤下法을 사용한다. 이는 精血을 보익하고 腸을 자윤하는 방법으로 체내에 말라붙은 대변을 자연스럽게 배출시키는 하법이다.

- 상용하는 주요약물(식물 씨) : 桃仁 · 杏仁 · 郁李仁 · 松子仁 · 柏子仁 · 芝麻仁
- **五仁丸**(노인성 변비)
- **麻子仁丸**(芝麻仁; 潤腸通便 + 補益精血)

⑥ **攻補兼施法**

특수 유형으로 熱邪가 장시간 체내에 머물러 진액을 대량으로 고갈시킴으로써 조박물질이 순조롭게 배출되지 못하고 腸道가 막혀 나타나는 便秘不通, 脘腹脹滿의 증상에 사용하며, 진액손상 정도가 심하므로 신속히 增液을 통하여 大便閉塞을 개선시켜야 함(**增液承氣湯**, 吳鞠通 『溫病條辨』)

### 4) 和法

正 · 邪氣의 힘이 막상막하의 교착상태일 때는 祛邪하면 정기가 손상될 수 있고 扶正하면 사기가 더욱 깊이 유입될 수도 있으므로 화해와 조화를 통해 正 · 邪의 투쟁을 멈

추게 하고 투쟁으로 발생한 증상을 제거한다. 즉, **外邪에 대한 화해**와 **臟腑 사이의 조화**로 귀납한다.

화법의 적용은 다음과 같다.

**(1) 和解外邪法**

**小柴胡湯證**으로 대표되는 소양병의 발생은 먼저 신체의 정기부족으로 태양의 단계에서 사기를 효과적으로 방어하지 못해 소양의 단계까지 침입한 것을 의미한다. 이것은 또 정기가 사기에 전혀 저항하지 못할 정도로 쇠약해진 것은 아니며 사기 역시 정기를 제압할 정도로 왕성한 것은 아니기 때문에 내부 양명의 단계까지 침입하지는 못하고 소양의 단계에서 정기와 대치하고 있음을 의미한다. 사기와 정기 모두 상대방을 제압할 정도로 힘이 충분하지 못하기 때문에 교전(발열 증상)과 휴전(오한 증상)이 반복됨으로써 소양병의 독특한 증상인 '寒熱往來'가 나타난다. 또한 소양경의 주행노선이 사지 측면과 흉협 부위이므로 '胸脇苦滿' 증상을 유발하며, 이외 '心煩喜嘔, 食慾不振' 등의 증상으로 소양병은 사기가 소양의 단계에 침입하여 膽의 기능에 영향을 줄 뿐만 아니라 장부 사이의 관계를 통해 心과 脾胃에도 영향을 미침을 알 수 있다.

**(2) 臟腑調和法**

각 장부 간에 존재하는 상호 연계와 제약이라는 動態關係 때문에 어느 한 장부의 기능에 이상이 발생하면 대개 그 장부와 연계 혹은 제약의 관계에 있는 다른 장부에도 영향을 미쳐 장부 사이에 내재한 협조와 통일이라는 기능 상태가 깨지게 된다.(臟腑失和)→ 치료의 중심사상 '平'

**① 肝脾失和**

가장 많이 나타나는 장부실화의 유형으로 주요 증상은 腹痛과 腹瀉, 간기가 울결되면 脇肋과 脘腹部에 脹滿과 疼痛이 발생하며 비가 운화기능을 실조하면 음식이 정미물질로 전화되지 못하고 곧바로 장도를 통해 배출되니 腸鳴과 腹瀉가 발생한다. **白朮芍藥散**(백작약 · 백출 · 방풍 · 진피)

**② 心腎失和**

水火未濟 心腎不交. 심화가 신수의 자양을 받지 못해 항성하니, 입과 혀에 瘡이 생기고 가슴이 답답하고 잠을 이루지 못하며 가슴이 뛰고 꿈을 자주 꾸는 증상이 발생한다. 신수 또한 심화의 온후를 받지 못해 과도하게 陰寒하게 되니, 하지가 위축되고 무력하며 허리와 무릎이 쑤시고 수족이 차고 설사하며 발기가 되지 않거나 일

찍 사정하는 증상이 발생한다.

**交泰丸**(황련 · 육계)

### 5) 溫法과 淸法

#### (1) 온 · 청법의 구별

① 寒證

寒邪가 침입하거나 陽氣가 쇠약해져 발생하는 질병으로 주요 증상은 추위를 싫어하고 따뜻한 것을 좋아하며 장부의 기능이 쇠퇴한 것이다. 또 질병의 발생 부위에 따라 表寒證과 裏寒證으로 구분하며 **表寒證**은 대부분 한사가 기표를 침입해 발생하므로 辛溫發汗法으로 치료하고, 裏寒證은 裏寒은 內寒이라고도 하는데 寒邪가 장부와 경락에 침입하거나(**裏實寒證**) 陽氣가 쇠약해져 장부를 온후하지 못해(**裏虛寒證**) 陰寒內盛을 유발함으로써 발생하는 질병으로 溫法으로 치료해야 한다.

② 熱證

熱邪가 침입하거나 陽盛陰虛로 발생하는 질병으로 주요 증상은 열이 나고 찬 것을 좋아하며 장부기능이 항진한 것이다. 열사가 침입해 발생하는 열증(**外感熱證**)은 열사가 내재평형을 파괴한 상황을 근거로 질병이 衛氣營血 중에서 어느 단계에 있는지를 판단하여 解表發汗 淸氣凉營 凉血散血 등의 치법으로 치료하고, 陽盛陰虛로 유발된 열증은 그 성질에 따라 **實熱證**과 **虛熱證**으로 구분되며 淸法으로 치료해야 한다.

#### (2) 溫法

① 변증

㉮ 裏實寒證 : 溫裏散寒法, 寒邪의 특성이 응고와 수축이기 때문에 대개 혈액이 瘀滯되어 각종 冷痛이 발생한다.

㉯ 裏虛寒證 : 陽氣가 쇠약해져 지체와 장부를 온후하지 못해 발생하는 裏寒證으로 陽氣는 생명활동의 원동력이기 때문에 裏虛寒證의 특성은 장부기능의 쇠퇴이다. 주로 보이는 증상은 오한 사지냉증 胃脘隱痛 대변이 묽고 소변을 자주 보지 않고 한번에 오래 보는 증상 등→ 陽氣補益을 위주로 치료, '益火之源 以消陰翳'

② 증상 및 치법

㉮ 溫胃散寒法 : 寒邪가 胃에 침입, 만지지 못할 정도로 심한 胃脘冷痛이 발생하는데 따뜻하게 하면 경감되고 말간 물을 토하고 痰涎이 많이 생기며 맥상은 弦緊한 증상 등

寒邪의 침입(외부요인이며 주요병인)과 胃土의 허약(내부요인) 상황을 고려하여 + 和胃補虛藥(標本同治). **大建中湯**(張仲景) / 米飮 / 복부의 보온

㉯ 暖肝散寒法 : 肝, 脇肋 부위의 동통과 少腹이 땅기고 고환이 늘어지면서 붓는 냉통(간경의 주행노선) 맥상이 沈弦緊하고 遲한 증상 등

간은 혈을 저장하는 기관으로 + 活血通滯. **暖肝煎**(張景岳)

㉰ 溫通心陽法 : 心, 가슴이 답답하면서 두근거리고 가슴의 통증이 등으로 뚫고 들어가 퍼지는 증상 등

'胸痺', + 開痺散結. **瓜蔞薤白白酒湯**(張仲景)

㉱ 溫肺散寒法 : 肺, 해수에 묽고 흰 가래나 거품이 많은 가래와 오한에 사지가 차며 두텁고 끈적한 설태가 끼는 증상 등

기표와 가장 가까운 장기로 寒邪가 침입하면 대개 風寒表證이 함께 나타나므로 辛溫發汗 + 溫化寒痰. **小青龍湯**(張仲景) 혹 **小青龍合三子養親湯**

㉲ 溫經散寒法 : 寒邪가 경락에 침입하면, 수족궐냉 및 허리 엉덩이와 다리 팔 목 통증 등

寒邪가 경락에 침입해 발생하는 지체동통의 네 가지 특징

첫째, 바늘로 찌르거나 칼로 베는 듯한 극심한 통증(氣血凝滯)

둘째, 대개 땅기고 오그라드는 느낌(寒邪의 수축하는 특성)

셋째, 냉기, 날씨변화가 심할 때와 야간에 더욱 심함

넷째, 맥상이 細澁(기혈부족 상황에서 한사를 감수)하거나 弦緊(기혈이 왕성한 상황에서 한사를 감수)

경락 내의 寒邪를 제거하는 한편 경락 내의 氣血을 적절하게 補益하는 치료를 병행해야 함. 溫通經絡(황기 · 당귀 · 천오 · 초오 · 세신 · 마황 · 계지 · 적작약)

### (3) 清法

清法은 內熱을 치료하는 방법이다. 內熱은 '內火' 혹은 '火熱內生'이라고도 하는데, 생산열의 과잉으로 야기되고 장부의 기능항진을 특징으로 하는 질병이다. 생산열의 절대적 혹은 상대적 과잉을 근거로 實熱과 虛熱로 구분한다.

#### ① 清實熱法

'臟腑實熱', 즉 본질은 대부분 장부 자체의 과도한 기능항진으로 야기된 질병을 치료한다.

㉮ 清心瀉火法 : 心火亢盛證에 적용한다. 특징은 심장기능의 항진으로 心胸煩熱, 口渴面赤, 心煩失眠, 口舌生瘡, 尿道灼熱, 小便赤澁 등의 증상에 쓰는 치료법이다.

**導赤散**

㉯ 淸肝瀉火法 : 肝火亢盛證에 적용한다. 肝火는 內火 중 가장 흔한 유형으로 간의 강폭하고 거친 특성으로 인해 간기능이 실조되면 대개 기능항진으로 나타난다. 간에는 기분을 통쾌하고 시원하게 뚫어주는 작용이 있다고 인식하는데 이런 작용이 부족할 때는 情緖抑鬱의 증상으로 표출되고 과도하게 항진하면 흥분하고 조급해하며 화를 잘 내는 증상이 나타난다(肝火). 肝火亢盛에는 대개 目赤腫痛, 脇肋疼痛, 耳鳴耳聾, 頭痛口苦 등의 증상이 나타난다.

치료원칙은 淸肝瀉火(龍膽草 · 山梔子)에 바탕을 두고 **龍膽瀉肝湯**, **瀉靑丸**을 쓴다. 肝火를 치료할 때 주의할 점은 반드시 白芍藥 · 當歸 같은 간의 기능을 보양하면서 부드럽게 하는 약물을 배합하여 간의 저항을 방지해야 한다.

㉰ 淸胃瀉火法 : 胃火가 왕성한 병증에 적용한다. 脾胃火旺의 주요 증상으로는 몸이 마르고, 많이 먹어도 금방 배가 고프며, 입이 마르고 구취가 나며, 구강에 궤양이 생기고, 잇몸이 붓고 아프다. 찬물을 많이 마시고, 누렇게 마른 설태가 끼며, 맥상은 數有力하다.

> **◈ 淸脾胃火**
>
> **生石膏**(① 辛味 : 脾胃의 火를 밖으로 발산 ② 甘味 : 논에 물을 대는 것처럼 자양을 통해 脾胃의 火를 제거)-**白虎湯**
>
> **黃連**(苦味 : '釜底抽薪=문제를 근본적으로 해결한다는 뜻'. 즉 瀉火를 통해 장부의 활동을 억제하고 에너지 생성을 감소시켜 內火를 제거)

**② 淸虛熱法**

장부의 기능은 항진하지 않지만 인체 기본물질의 손상 혹은 장부기능의 쇠퇴로 음양의 평형이 파괴됨으로써 일정한 시간(대개 오후, 야간)이나 특정 상태에서 발열 증상이 나타난다(虛熱). 虛熱은 精血의 훼손과 관계가 있으며 또 과도한 노동으로 지치고 피곤하면 가중되므로 '勞熱'이라고도 한다. 陰虛發熱 氣虛發熱 血虛發熱 등이 모두 여기에 속한다.

骨蒸熱은 虛熱의 특수한 유형으로 오후나 야간의 어느 일정한 시간에 발열이 나타나며, 발열 시에 환자는 찜통에서 열기가 올라오는 것처럼 열이 骨 속에서 나오는 듯한 느낌을 받는다. 보통 五心煩熱이 동반되는 것이 특징이다.

骨蒸熱의 첫 번째 특징으로 발생시간으로 보면 음기(腎에 저장)가 왕성한 시간대, 두 번째 발열증상이 骨(腎主骨)에서 뿜어져 나오는 듯한 자각 증상 등으로 골증의 발생은 열을 유발하는 물질이 腎에 잠복하는 것으로 추정되며, 유발물질은 외부로부터 들어온 것이 아니라 장부기능의 실조로 만들어진 물질로서 열을 일으키는 물질은 어느 장부의 기능쇠퇴로 인해 만들어진 것이라고 생각할 수 있다.

骨蒸熱의 또 하나의 특징적인 증상인 '五心煩熱'로부터 五心이 모두 脾와 관련(脾主四末, 心窩는 胃部)이 있으므로 脾의 기능이 쇠퇴하면 水穀을 운화하는 기능 역시 약해지기 때문에 체내에 水濕이 과도해지고 시간이 길어지면 열이 발생하여 濕熱이 형성된다. 이 濕熱이 脾가 관할하는 五心에 유주하여 五心煩熱이 발생하며, 脾虛로 발생한 濕熱이 腎에 침입(土克水)해 잠복하면서 骨蒸熱을 일으키는 물질이 될 수 있다.

> ◈ "腎間受脾胃下流之濕氣 閉塞其下 致陰火上衝", "脾胃氣虛 則下流於腎 陰火得以乘其土位"(李東垣, 『脾胃論』)

- **淸骨散**(은시호 · 호황련 · 진교 · 귀갑 · 지골피 · 청호 · 지모 · 감초)
- **當歸六黃湯**(당귀 · 황기 · 생지황 · 황금 · 황련 · 황백)
- **秦艽鱉甲散**(진교 · 별갑 · 시호 · 지골피 · 지모 · 당귀 · 청호 · 오매)

### 6) 消法

'消'는 곧 '제거하다'라는 의미로서 淸代의 程鍾齡은 "消者 去其壅也 臟腑經絡之間 本無此物 而忽有之 必有消散 乃得其平", "去其所本無 還其所固有"라고 하였다.

소법은 장부 혹은 경락 사이에 비정상적으로 적체된 병리물질(痰飮, 瘀血, 食積, 膿瘍 등)을 제거하는 치료방법으로 汗 · 吐 · 下法과 마찬가지로 邪氣를 제거하는 수단이다. 그러나 汗 · 吐 · 下法이 몰아내는 방법으로 침입한 邪氣를 체외로 배출시키는 방법을 쓰는 것에 반해 소법은 邪氣를 와해시키는 방법으로 체내에서 사라지게 한다.

소법은 임상에서 매우 광범위하게 쓰이는데, 氣, 血, 痰, 濕, 食 등이 체내에 비정상적으로 옹체되어 형성된 덩어리(積)는 모두 소법으로 치료할 수 있다.

#### (1) 食積을 없애는 소법

토법(상완 적체)과 하법(하완 적체)은 정기를 손상시킬 수 있기 때문에 대개는 폭음이나 폭식으로 인한 급성 적취를 치료하는 응급법으로 사용하고, 식적이 정체된 위치가 중완 부위라면 消導하는 방법으로 제거해야 한다. 이 밖에 脾胃의 기능이 쇠퇴해 음식을 정상적으로 운화하지 못해서 발생한 식적에도 消食導滯하는 방법을 통해 체내의

식적을 제거해야 한다. 음식이 胃脘에 정체되면, 胸脘痞悶, 腹脹, 腹痛, 惡心, 呑酸, 惡食, 식욕부진 등의 증상과 대변에 시큼하게 부패한 이물질이 섞여 있거나 설사 증상이 나타난다.

식적 치료 시 미리 알아둘 점은 다음과 같다.

① 폭음, 폭식, 상한 음식을 먹은 경우를 제외하고 식적이 생기는 원인은 대부분 비위의 소화능력이 쇠약하기 때문이므로 치료 시 비위의 기능을 조절하는 데 주의를 기울여야 한다.

**枳朮丸**

② 식적을 없애는 약재도 작용효과가 다양하다.

- **산사 :** 肉積이나 기름진 음식의 적체
- **신곡 :** 酒積
- **맥아 · 곡아 :** 쌀과 밀가루 음식의 적체
- **나복자 :** 밀가루 음식의 적체
- **사향 · 육계 :** 채소나 과일의 적체에

③ 식적은 대개 비위의 기능실조를 동반하는데 위기능(通降)이 실조되면 胃氣가 울체되거나 심하면 上逆하여 胃脘脹滿, 惡心嘔逆, 噯腐, 呑酸 등의 증상이 나타나고, 비기능(運化)이 실조되면 水濕內停, 痰濁內生을 야기해 시큼하게 부패한 설사 증상이 나타난다. 따라서 치료 시 胃氣를 가라앉히고 脾濕을 제거하는 약물도 적절히 배합해야 한다.

④ 쌓이고 막혀 통하지 않는 물체 내부에는 반드시 열이 쌓인다(痞堅之處 必有伏陽).

保和丸 중에 連翹의 작용, **保和丸- 傷食症의 名方**

癥瘕는 인체의 각종 積塊를 총칭하는 말로서 血液瘀積으로 형성된 적괴는 대개 한 자리에 고정되고 만지면 단단하고 밀어도 움직이지 않는 특성(癥)이 있다. 그러나 氣機停滯로 형성된 적괴는 대개 모였다 흩어졌다 하고 모였을 때는 형체가 있다가 흩어지면 형체가 사라지고 만지면 비어 있어 고정된 위치가 없는 특성(瘕)이 있다. 따라서 癥瘕의 실질인 氣血瘀滯로 형성된 두 가지 다른 성질의 적괴이므로 '血積'과 '氣積'을 식별할 필요가 있다.

### (2) 血積을 없애는 소법

癥瘕 치료에 응용.

血液瘀積으로 형성된 적괴의 치료는 다음과 같다.

① **초기 : 活血化瘀**

도인 · 홍화 · 단삼 · 천궁 · 당귀 · 유향 · 몰약 · 천산갑-**活絡效靈丹**(張錫純)

② **말기**

혈액이 응고되어 단단한 적괴를 이루니 이때는 血液瘀積을 깨뜨려 癥을 없애는 약물을 사용(破血消癥)

삼릉 · 아출 · 별갑 · 귀판 · 수질 · 地鱉蟲 등

이 밖에 더하여 氣를 북돋아야 한다.

**(3) 氣積을 없애는 소법**

원인은 氣虛로 인한 동력부족과 기의 흐름이 막히는 것으로(氣機鬱滯), 치료 시 허실을 구분하여 치료한다.

① 허증 : 대개 속이 더부룩하고 답답하며 통증 부위를 어루만지거나 누르면 통증이 경감되고 옆구리와 복부에 때때로 痞塊가 만져지고 積塊의 위치가 고정되지 않고 누르면 속이 빈듯하고 피로와 무기력감 목소리가 가라앉고 작아지며 대변이 무르고 맥상은 가늘고 약한 증상이 나타난다.

補氣健脾消痞를 근거로 삼아 **枳實消痞丸**을 쓴다.

② 실증 : 情志抑鬱로 비롯되는 기울이 원인인데, 주로 胸脇과 脘腹에 발작적인 통증과 心下痞硬이 나타나며 맥상은 弦有力하다. 氣機를 소통시키는 작용의 강약에 따라 비교적 약한 약물을 行氣藥(진피 · 목향 · 향부자 · 檀香 · 佛手 · 후박 등)이라 하고, 비교적 강한 약물은 破氣藥(청피 · 지실 · 천련자 · 延胡索 · 荔枝核 등)이라 하는데, 일반적으로 行氣藥과 함께 사용함으로써 약물의 작용을 증강시킨다.

**7) 補法**

질병의 본질은 **첫째, 기본물질의 쇠약을 주요원인**으로 하는 '精氣奪則虛' 곧 **虛證**과 **둘째, 인체 내외의 邪氣가 장부의 기능실조를 야기**하는 '邪氣盛則實' 즉 **實證**으로 나뉜다. 이 두 질병은 발병 원인과 동태평형에 미치는 영향이 다르기 때문에 질병의 외재적인 표현에서도 다른 특징을 보이므로 虛實을 구분한다면, 질병의 본질 또한 대략 파악할 수 있게 된다.

보법은 인체의 氣 · 血 · 元陰 · 元陽 등 기본물질의 손상이나 장부기능의 쇠퇴를 치료하는 방법인데, 물질에 따라 저장되는 장부가 다르고 손상된 물질에 따라 기능이 쇠퇴하는 장기 또한 다르게 나타난다.

### (1) 기본물질의 손상으로 나타나는 虛證의 종류와 임상특징

원음과 원양, 기, 혈, 진액 등 기본물질은 작용이 각기 다르므로 쇠약해진 물질이 무엇이냐에 따라 기허, 혈허, 음허, 양허증으로 다르게 나타난다.

#### ① 氣虛證

氣는 원음과 원양의 상호작용으로 발생하는 물질운동으로, 첫째 장부의 기능을 촉진하고 물질의 운송과 배설을 촉진하며 심장박동과 혈액순환을 촉진하는 推動作用, 둘째 전신을 유주하면서 외부 사기로부터 인체를 지키는 防禦作用, 셋째 장부의 위치를 고정시키고 정미물질을 攝納하는 固攝作用을 하는데, 이상의 기능쇠퇴로 기허증이 나타난다.

> ◈ 혈관벽 세포 사이의 결합력이 氣에 의해 결정되므로 이런 종류의 출혈에는 '補氣攝血'[19]한다.
> 예) 氣不攝血- **歸脾湯**

#### ② 血虛證

血은 인체에 영양을 공급하고 자윤하는 물질이므로 혈허는 장부조직의 자윤과 영양 상태의 하강을 초래하는데, 주요 증상으로 일명 '一黃五白四不養'[20] 증상이 나타난다. 혈허를 일으키는 원인은 소모과도, 생성부족 이외에 氣不足으로도 발생할 수 있다('氣能生血'). 따라서 혈허증을 치료할 때는 항상 보혈약에 보기약을 더해 보혈의 효과를 배가시킨다.

**當歸補血湯**

#### ③ 陰虛證

元陰은 장부기관을 자윤하고 원양의 과도한 항진을 억제하는 작용을 하므로 쇠약해지면 乾燥와 元陽偏旺을 특징으로 하는 음허증을 초래한다. 이와 동시에 원음의 쇠약

---

19 기의 섭납작용이 약해지면, 혈액과 진액 같은 물질의 비정상적 유실이 일어나 과다월경, 출혈, 식은땀 등의 증상이 발현하는데, 특히 기허로 야기되는 출혈은 기가 주로 脾에 저장되므로 '脾不統血'이라고 한다.

20 ① 일황(一黃) – 얼굴에 핏기가 없고 누렇게 뜬 것(푸석푸석하고 광택이 없다는 뜻). ② 오백(五白) – 얼굴, 결막, 입술, 혀, 손톱의 색이 창백하거나 옅은 것. ③ 사불양(四不養) – 혈이 心, 肝, 頭目, 肢體를 자양하지 못하는 것

은 장부기능의 실조를 일으킨다.

**六味地黃丸加味**

장부별 발생하는 음허증의 증상은 다음과 같다.

- 心陰虛 : 顴紅, 心煩, 不眠, 五心煩熱
- 肝陰虛 : 頭暈, 耳鳴, 面部烘熱, 脇肋灼痛과 함께 손발을 흐느적거리고 易怒
- 胃陰虛 : 배가 고파도 먹으려 하지 않고, 배가 고픈 듯 고프지 않고, 아픈 듯 아프지 않은 증상이 있는데, 심하면 헛구역질과 딸꾹질이 남
- 肺陰虛 : 乾咳, 無痰 혹 血痰, 瘦瘠
- 腎陰虛 : 腰膝無力而痛. 骨蒸潮熱. 眩暈. 耳鳴, 陰莖勃起 遺精(남), 月經過少 閉經(여). 腎은 원음을 저장하는 곳으로서, 원음이 쇠약해지면 腎이 가장 먼저 영향을 받으므로 다른 장부의 음허는 대개 신음허의 각종 증상을 동반한다.

> ◈ 대부분의 사람들이 보양제를 虛를 보충하는 용도로만 알고 있는데, 虛에는 기 · 혈 · 음 · 양의 구분이 있고 보양제마다 각기 독특한 약성이 있어서 잘못 사용했을 때는 補虛의 효과를 얻기는커녕 도리어 상반되는 부작용이 발생할 수 있음을 알지 못한다. 예를 들어 음허 환자가 인삼을 보양제로 복용했다면 이는 불난 집에 기름을 붓는 격으로 음허 증상이 개선되는 것은 고사하고 오히려 원양의 항진이 가중되어 경미할 때는 코피가 흐르는 정도로 그치지만 심각한 경우는 腦溢血을 초래해 생명이 위험할 수 있다. 또한, 陽虛[21] 증상이 있거나 氣虛[22] 증상이 있을 때 음액을 보양하는 약물을 복용한다면 아궁이의 불이 꺼져갈 때 장작으로 불을 더 지피는 것이 아니라 찬물을 한 바가지 끼얹는 것과 같아서 오히려 陽氣를 더욱 손상시켜 질병이 악화된다. 따라서 보양제의 남용에 따르는 부작용과 위험을 절대로 간과해서는 안 된다.

**④ 陽虛證 : "天之大寶 只此一丸紅日 人之大寶 只此一息眞陽"(明代 張景岳)**

원양은 각종 생명활동에 활력을 불어 넣는 에너지의 근원이며, 다른 기본물질과 또 다른 점은 주기적인 변화의 과정으로 낮에는 양기가 밖으로 분출돼 각종 활동이 이루어지고 밤에는 다시 되돌아와 저장되니 점차 휴식과 수면상태로 들어간다. 또한, 사계절의 변화를 따라 체내에서도 春生, 夏長, 秋收, 冬藏의 주기적인 변화가 있다. 이런 양기의 주기적인 변화는 **인체가 수시로 외부 환경의 변화에 적응**하도록 할 뿐만 아니라

---

21 추위를 타고, 사지가 차고, 소변을 오래 보고, 대변이 묽고, 혀에 백태가 끼고, 맥이 느리고 힘이 없는 증상.

22 피곤하고, 입맛이 없고, 소화가 안 되고, 배가 고프지 않고, 사지가 나른하고, 숨이 가쁘고, 식은땀이 나고, 혀의 색이 옅으면서 박태가 끼고, 맥이 약한 증상.

**다양한 기후조건에서도 체내의 환경과 체온을 유지**할 수 있도록 한다.

원양이 쇠약해졌을 때의 가장 특징적인 증상은 열량부족으로 추위를 타는 것이다. 이 밖의 중요한 증상은 신진대사의 감퇴와 약화가 나타나니 心搏緩慢, 혈압강하, 기초체온하락, 少汗 혹 無汗, 소화기능감퇴, 反胃呃逆 등이다.

원양의 쇠약은 선천부족과 후천적인 소모와 손상이 원인인데, 특히 약물에 의한 손상이 원인인 陽虛가 점차 흔하게 발생하고 있다. 그런데 요즈음의 의사들은 암이나 많은 염증질환에 어떤 증상이 나타나든 천편일률적으로 淸熱解毒하는 찬 성질의 약물을 처방하는 오류를 범하고 있다. 뿐만 아니라 한 번 처방하기 시작하면 거듭 같은 처방을 되풀이하기에 陽氣는 나날이 손상을 받아 고갈될 수 있다.

(2) **'虛則補其母'의 원칙**

① **培土生金法**

脾土를 보익하는 방법으로 肺의 기능을 개선시킨다는 것으로 脾虛로 인해 肺의 기능이 저하된 질병(土不生金)에 적용한다.

② **金水相生法**

肺를 보익하는 방법으로 腎의 精氣(원음과 원양)가 손상된 질병을 치료하는 방법이다. 원음과 원양은 생명의 근원물질로 상호작용으로 생성되는 효능은 인체가 생장 발육하는 원동력이 된다. 나이가 들어감에 따라 원음과 원양은 생명활동을 지속하는 과정 속에서 점차 소모되고, 그에 따라 인체는 노쇠해지다가 사망에 이르는데, 補腎法으로 각종 생장발육이 늦은 질병(小兒顖門不合), 구루병, 백발증, 성기능장애(발기부전 조루 등), 노인성 질환(퇴행성 관절염, 요퇴통 등)을 치료한다. 補腎의 방법은 補陰補陽法, 金水相生法이 있다.

**三才湯**(천문동(補養肺津) · 숙지황(滋補腎精) · 인삼(補氣健脾))

③ **滋水涵木法**

腎水를 보익하는 방법으로 肝木을 자양하는 치료법이다. '涵'에는 자양의 뜻 이외에 포용과 수렴의 뜻을 내포하고 있다. 간을 자양하는 신의 작용은 간의 강폭하고 거친 본성을 수렴시킬 수 있어서 滋水涵木하는 방법은 肝陽上亢(易怒躁急, 頭痛眩暈, 四肢震顫, 耳鳴耳聾 등)이나 肝風內動(卒倒, 四肢癱瘓, 口眼喎斜 등)하는 질병을 치료할 때 사용한다.

**鎭肝熄風湯**(張錫純)

# 2부 / 알레르기 각론

1. 천식, 알레르기비염, 아토피피부염과 같은 흔한 질병들은 그 자체가 알레르기이다. 이들만큼 흔하지는 않지만 알레르기항원에 의해 발생하는 것으로 두드러기, 아나필락시스 등도 있다.

2. 질병 각론 기술방법(Diemd TP)

1) Definition

2) Incidence-epidemiology

3) Etiology

pathogenesis(발생병리, 발병),

pathology(병리학),

pathophysiology(병태생리)

4) Clinical manifestations

5) Diagnosis-differential dx.

6) Therapy-prophylaxis

7) Prognosis

# 1장
# 천식(Asthma)

## 학습목적

천식의 발생기전과 병태생리를 이해하고 진단과 치료, 예방할 수 있는 능력을 습득한다.

## 학습목표

1) 기관지천식의 정의, 원인 및 병리 소견을 기술한다.
2) 기관지천식의 특징적인 임상소견과 진찰소견을 기술한다.
3) 기관지천식의 중증도에 따른 치료원칙을 기술한다.
4) 기관지천식의 치료효과를 객관적으로 평가하는 방법을 알아야 한다.
5) 중증천식을 시사하는 이학적 및 검사실 소견을 이해한다.
6) 흡입약제, 예방적으로 사용하는 약제 등에 대해 기술한다.
7) 한의학적 치료원칙, 약물요법 및 기타요법에 대해 열거한다.

## 1. 개요 및 정의

천식(asthma)은 그리스어로 'panting', 'breathless'를 의미하며, 알레르기 염증반응에 의해 기도가 좁아짐으로써 기침, 호흡곤란, 가슴이 조이는 느낌, 숨을 쉴 때 쌕쌕거리는 소리(천명음)를 유발하는 만성질환으로 어린이의 7명 중 1명, 성인의 10명 중 1명에서 나타나는 이제는 비교적 흔한 질병이다.

소아 천식 환자의 대부분과 성인 환자의 반 이상이 알레르기 물질에 대해 항체가 만들어져 있어, 원인 알레르기항원에 노출되면 천식증상이 더욱 심해진다. 꽃가루 등 계절성 항원이 천식의 원인이면 증상이 간헐적으로 나타나고, 집먼지진드기나 곰팡이 등의 실내 항원이 원인이면 지속적 노출에 의해 천식 증상이 꾸준히 나타날 수 있다.

천식은 적절한 치료 혹은 자연적으로 증상의 호전이 기대되는 질환으로, 가역적인 기류제한이 반복적으로 일어나는데, 중증도에 따라 기류는 호흡곤란, 천명, 가슴 조임과 기침 등의 증상들이 수반된다. 과거에는 단순히 기관지평활근의 이상 수축에 의한 질환으로 생각하였으나, 최근에는 천식에 대한 개념이 기도의 만성 염증성 질환으로 새로이 정립되었다. 따라서 천식의 치료는 기도의 염증성 반응과 이에 따른 기도의 협착을 원상으로 회복시키는 것을 목표로 한다.

천식을 치료하지 않아 만성적인 기도의 알레르기 염증이 지속되면 기도가 변형되어 원인 항원과 상관없이 지속적으로 증상이 나타날 수 있으므로 반드시 조기에 진단하고 지속적인 염증 조절을 해야 한다.

천식이 기도의 만성 염증성 질환으로 정립되면서 근래에는 염증 반응과 관련지어 천식을 정의한다. 즉, 병리적으로 다수의 세포와 세포성 요소들이 역할을 하는 **만성 염증성 기도질환**으로 정의하고, 병태 생리적으로 만성염증은 자극에 의해 기도가 쉽게 또 과도하게 좁아지는 **기도의 과반응성**을 야기하고, 임상적으로 다양한 기류제한과 관련이 있는 **호흡곤란, 천명, 가슴 조임, 기침** 등의 증상이 나타나며, 특히 저녁과 이른 아침에 심하고 자연적 또는 치료에 의해 종종 가역적인 질환으로 정의한다.

천식은 폐 기도 내층의 만성 염증으로 ① 기도 점액의 분비 증가, ② 점막하조직의 비후, ③ 기도 근육이 쉽게 수축되며 과민해짐으로써 기도가 좁아지고 숨을 헐떡이는데, 기도의 내층이 자극에 민감해지면 기침이 발생하며 기도벽의 근육이 과민해지면 기도가 더욱 좁아져서 갑자기 호흡곤란과 가슴이 답답해지는 증상이 나타난다(급성). 진단에 따라 알레르기항원을 인지하였다면 증상의 출현을 예견할 수도 있으나 어떤 때는 특별한 이유 없이 증상이 나타나기도 한다.

한의학에서는 기관지천식을 증후의 특성상 '哮喘證' 범주의 질환으로 보고, 치료는 임상적으로 효천에 준하여 천식 증상을 발작기와 완해기, 실증과 허증에 따라 분류하여 치료한다. 예를 들면 실증은 風寒, 痰濁 등의 病邪가 위주가 되므로 祛風, 燥濕, 淸熱,, 溫肺, 化痰, 降氣宣肺, 定喘의 치료법을 쓰고, 허증은 肺虛, 腎虛 등의 正虛가 위주로 되므로 補肺, 益心腎하는 치법을 위주로 하고, 더불어 瀉肺, 化痰, 定喘하는 약물을 사용할 수 있다. 비약물요법으로는 주로 침요법과 뜸요법을 상기 치법에 따라 시행한다.

**기관지 천식 ≒ 哮喘證**

## 2. 원인

천식이 발생하는 원인을 하나로 간단히 설명하기는 어려우나, **유전적인 요인(소인 : 아토피 등)과 환경적인 요인**이 함께 작용하여 천식 발생을 유도하는 것으로 생각된다. 가족 중에 천식, 비염 등 알레르기질환이 있을 때는 천식이 발생할 가능성이 높으며 천식을 유발하는 알레르기 물질에 대한 노출이 증가되면서 기도에 알레르기 염증 반응이 발생한다.

### 1) 증상 유발인자

#### (1) 알레르기항원(**원인물질 혹 유발인자**(Inducer))

기도를 감작시켜 천식을 발병케 하는 물질로는 집먼지진드기, 꽃가루, 애완동물의 비듬과 털, 바퀴벌레, 곰팡이 포자, 직업성 항원물질, 약물 및 음식첨가물 등이 있다.

#### (2) **기여인자**(Enhancer)

원인물질에 노출될 때 원인물질과 상관없이 일반적인 자극에 의해 천식 증상이 악화될 수도 있는데 이러한 기여인자는 기도의 감작을 용이하게 하거나 증폭시키는 역할을 하며, 다음과 같은 요인들이 있다.

- 감기 등의 상기도 감염
- 기생충 감염

- 흡연 : 직 · 간접흡연
- 대기오염 : 실내 · 외 오염물질
- 식습관 : 비타민C · A, 마그네슘, 셀레늄, 오메가-3 다가불포화지방(fish oil)이 적은 식품과 소금, 오메가-6 다가불포화지방이 많은 식품
- 기타 : 비만, 조산, 출생 시 저체중, 젊은 산모, 수유기간이 짧을 때, acetaminophen 등

(3) **방아쇠인자**(Trigger, inciter)

천식 발병을 일으키지는 않지만 이미 감작되어 있는 기도에 영향을 끼쳐 천식증상을 악화시키는 인자인 **방아쇠인자는** 기도 염증반응을 유도하거나 기도의 평활근 수축을 일으켜 천식 증상을 악화시키는 위험인자로서 환자마다 시기에 따라 다르게 나타난다. 방아쇠인자는 다음과 같은 것들이 있다.

- 흡입항원, 호흡기 감염, 대기오염물질
- 기상 변화
- 차거나 뜨거운 공기 또는 건조한 공기
- 자극성 가스 : 아황산가스 등
- 고혈압 치료제 중 β차단제, 아스피린, 비스테로이드성 소염제 등의 약물
- 식품첨가물 : 살리칠산, 방부제, 착색제, 산화방지제 등 아황산염 함유 음식
- 운동 및 과도호흡 : 가장 흔한 방아쇠인자(운동유발성 천식)
- 심한 감정변화
- 기타 : 비염, 부비동염, 위식도역류 등

## 2) 효천증의 한의학적 원인

### (1) 素因說

'夙根' 또는 '宿根'이라 하여 특수한 내재 소인이 있는 사람이 한랭기운을 만나거나 피로 혹은 과로하여 생긴다.

### (2) 寒冷說

風寒을 만나거나 음냉수 등이 하나의 인자로 작용하여 효천증을 발하게 한다.

### (3) 感染說

초기에 감염된 外邪를 表散하지 못하면 邪氣가 肺兪에 머물러서 類發頻止하게 된다.

### (4) 痰因說

痰火鬱於內한데 風寒이 束外하거나 坐臥寒濕, 積火熏蒸하여 효천증이 발한다. 또한 음식물의 지나친 편식, 특히 鹹味나 甘味를 지나치게 좋아하면 積熱이 형성되고 痰火內鬱하여 효천증을 유발하는 원인이 된다.

### (5) 心因說

주로 신경과로, 두려움, 공포 등 심리적인 과격한 변화가 효천증을 발하게 한다.

### (6) 과민성 반응

모종의 냄새나 맛, 음식물에 대한 과민성 반응으로 효천증을 나타내는데, 魚腥哮, 鹹哮, 糖哮, 油哮 등이 있다.

### (7) 肺腎의 호흡기능 장애

'肺主氣', '腎納氣'에 따라 폐와 신의 호흡기능이 장애를 받을 때 七情, 음식, 外感 등의 유인으로 효천증이 발한다.

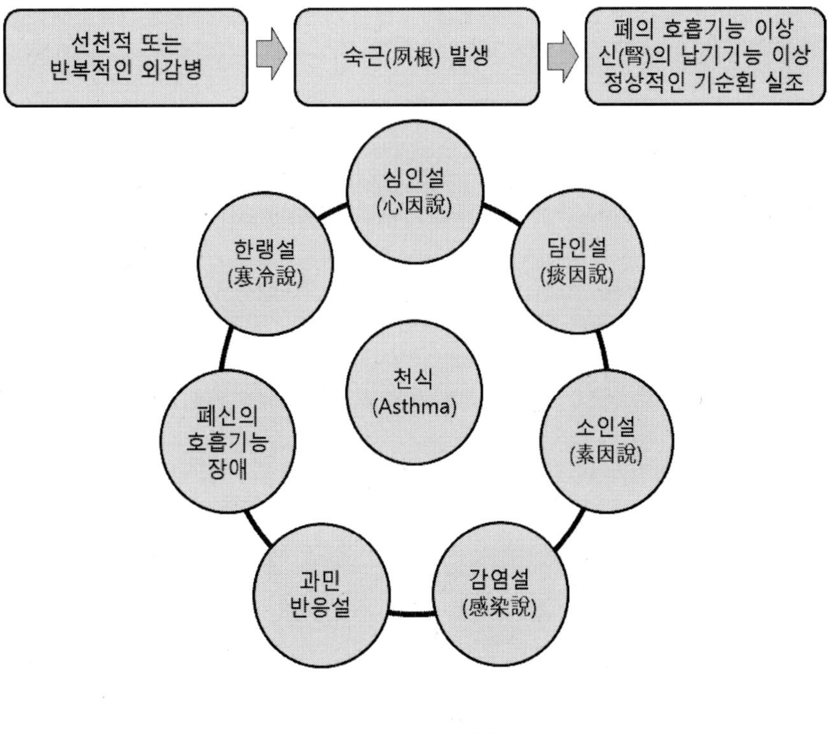


그림 1. 효천증의 발전과정과 원인

## 3. 기관지천식의 병태생리

천식의 병태생리는 크게 형태적 변화인 기도염증 반응과 증상을 동반한 천식반응으로 나누어 질 수 있다.

기도염증 반응은 기관지 평활근의 비대, 점막과 점막하 혈관증식, 점막부종, 기저막의 비후, 상피층 탈락, 호산구의 상피층 및 점막하 조직침윤 등을 조직학적으로 관찰할 수 있다.

천식반응은 초기반응에서 외부에서 들어온 항원이 비만세포의 IgE와 결합함으로써 비만세포의 생화학적 반응이 시작되면서 히스타민, 류코트리엔, 단백분해 효소, 헤파린, PGD2 등과 염증매개물질인 사이토카인들이 분비되어 초기에 기도 평활근 수축, 구심성 신경자극, 점액과분비, 미세혈관 확장 등을 통해 대표적 증상인 천명 등을 유발한다.

후기반응에서는 지속적인 염증반응으로 인해 기도에 호산구, 호염기구, 림프구, 단핵구 등의 여러 면역세포들이 모이고 침윤되어 6~8시간 후에 여러 증상과 함께 기도폐쇄가 일어난다.

기관지천식은 알레르기항원, 비만세포 및 IgE가 관여하여 분비되는 화학매체의 직접적인 약리작용에 의해서 또 화학매체와 사이토카인, 유착분자가 관여하여 기관지로 모인 염증세포에 의해서 발병하는 기도의 만성 알레르기 염증성 질환으로 이해된다.

**표 1. 기관지천식의 병태생리**

| 분류 | | 병태 생리적 특성 |
|---|---|---|
| 기도염증 반응(형태적 변화) | | 기관지평활근 비대, 점막과 점막하의 혈관증식, 기저막의 비후, 상피세포의 탈락, 기관지벽의 호산구 침윤 |
| 천식반응(증상) | 초기 | 비만세포에서 대식세포 활성화 물질 분비 : 히스타민, 류코트리엔, 단백분해 효소, 헤파린, PGD2, 반응성 산소 등이 관여 |
| | 후기 | 호산구, 호염기구, 림프구, 단핵구의 침윤 |

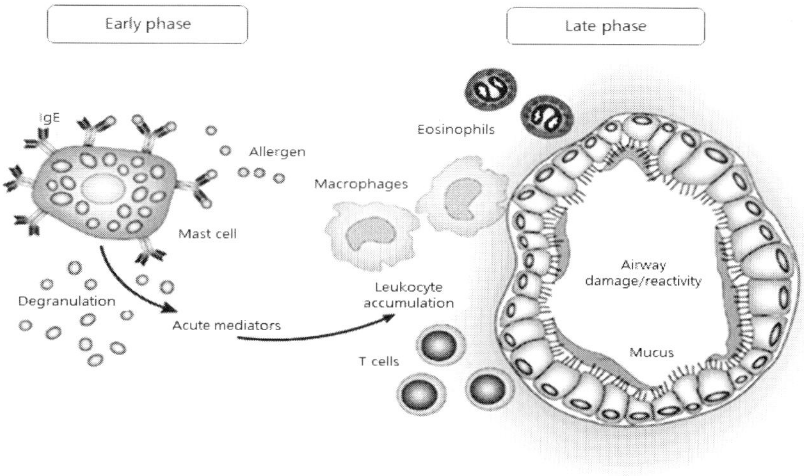


**그림 2. 기관지천식의 병태생리**[1]



### 1) 기관지천식에서 알레르기 기도염증과 기도구조의 改形

1982년 Godard가 기관지 섬유경(fiberoptic bronchoscopy)을 천식 환자에게 적용하면서 기관지천식의 병태생리 연구에 획기적인 변화를 가져왔다. 1987년부터 비특이적 기도과민성, 만성 기도염증 및 상피탈락성 기관지 만성호산구염증을 천식의 특징적 소견으로 포함시키고 있다. 따라서 현재 관찰되는 기관지천식의 병리 소견은 기도 상피층 탈락, 배세포 증식, 활성화된 호산구의 상피층 및 점막하 조직침윤, 기관지 분비물 내 호산구 증가, 비만세포 증가, 림프구 증가, 상피세포 기저막층의 비후, 점막하 분비선 증식, 기관지 평활근의 비후 및 증식 등이며 이런 소견이 급성 발작시기 뿐 아니라 발작이 회복된 후에도 또 발작증상이 나타나기 오래 전부터도 관찰될 수 있는 소견이다.

### 2) 비특이적 기도과민성의 발생기전

비특이적 기도과민성은 천식 환자의 95%에서 관찰되는 천식의 특징적인 소견이다. 비염환자의 60%에서도 관찰되므로 비염과 천식은 기도의 상부와 하부에서 발생하는 만성 알레르기 염증성 질환으로 상호간에 밀접한 관련성이 있어 보인다. 또 기도과민성은 감기 후 또는 오존 폭로 후에도 일시적으로 관찰되고 만성 기도 질환자에서도 많

1 대한천식알레르기학회. 임상의를 위한 진료가이드라인 알레르기비염. 메드랑. 2015:14-16, 18-24, 40.김상하. 면역요법 update. 대한천식알레르기학회 추계학술대회. 2010:643 http://m.whosaeng.com/63999

은 예에서 관찰된다. 이것의 발생기전은 아직 확실하게 밝혀져 있지 않으나 일반인에서 아토피군이 비아토피군보다 2배 이상 높고, 또 아토피비염군이 비아토피비염군보다 빈도가 2배 이상 더 높았다.

기관지천식 환자에서는 알레르기항원 유발시험 후기반응이 나타나는 군에서 기도과민성이 악화되었다. 이런 결과에 따라 기도과민성은 기도 알레르기 염증에 의해서 생기고 악화되는 것으로 생각된다. 일련의 실험결과는 기도과민성은 $CD4^+$ T림프구와 직접관련이 있다는 것을 의미하며 호산구 증가증 없이, 또한 기도개형이나 기도염증 없이 기도과민성이 일어날 수 있음을 의미한다. 이런 변화가 항원자극 없이 일어날 수 있는지는 아직 확실하지 않지만 $CD4^+$ T림프구에서 분비되는 인자가 콜린성 자극에 대한 기도반응의 수위를 결정하는 데 중요한 역할을 한다고 할 수 있다. 동물실험 결과 기도과민성 유발에는 호산구의 활성화와 T림프구의 영향이 동시에 관여한다고 하였다.

### 3) 천식에서 자율신경 불균형

기도에는 중심성 및 원심성 자율신경이 분포되어 있어 기도의 기능을 조절하는 작용이 있다. 천식 환자의 기도는 자율신경조절작용에 이상이 있다고 오래 전부터 알려져 왔고 이 신경성 기전이 천식의 병태생리에 관여할 것으로 여겼다. 기관지근육의 장력 조절에는 부교감신경계가 주로 관여한다. 이 콜린성 신경을 자극하면 기도수축, 점액분비, 기관지혈관확장이 일어난다. 따라서 천식은 콜린신경 지배에 이상이 있다고 제안되었지만 천식 환자에서 콜린신경 기능이상에 관한 증거가 확실하지 않다. 한편, 기도근육에는 베타 교감신경수용체가 풍부하게 분포되어 있으며 이 수용체의 자극으로 기관지확장이 일어난다. 천식 환자에서 베타 교감신경수용체의 기능은 정상이다.

### 4) 바이러스 감염과 기도과민성

바이러스 감염이 천식의 발생과 증상유발에 어떤 역할을 할 것이라는 가설은 비교적 오래 전부터 추측되어 왔다. 그런데 최근에 바이러스 감염을 확인할 수 있는 polymerase chain reaction(PCR) 등의 면역학적 기법이 발달하면서 천식의 발생과 방아쇠 인자로서 바이러스의 역할이 확인되고 있다.

연구결과들을 종합해 보면, 바이러스 감염은 감염 초기에 기도의 과민반응을 유발할 수 있으며, 이런 현상은 수 주 이상 지속될 수 있는데 특히 천식환자에서 그 정도가 심하다고 하였다. 상기도의 바이러스 감염이 하부 기도에 영향을 주는 기전은 확실히 밝혀져 있지 않다. 그러나 기침이나 재채기를 하거나 코를 들이마실 때 또는 숨을 쉴 때 바이러스가 하부 기도로 들어가 그곳에서 번식하여 염증을 일으키거나 바이러스가 분비하는 화학매체가 흡인되거나 순환계로 흡수됨으로써 하기도에 영향을 주거나, 아니면 상기도에서 야기된 신경반사를 통해 하기도에 영향을 줄 수 있을 것으로 이해하고 있다.

## 4. 증상 및 진단

천식을 앓는 아이들이 평상시에는 별다른 증상 없이 지내다가 천식을 일으키는 물질을 접해 발작이 일어나면 증상은 몇 시간 또는 며칠간 계속된다. 가끔 알레르기항원이나 담배연기에 너무 오랜 시간 노출되어 지속적인 천식증상을 보일 때가 있는데, 이때도 원인물질을 제거하면 상태가 눈에 띄게 좋아진다.

성인에서는 양상이 다소 다른데, 지속적인 천식증상(만성)을 보이는 경향이 강하고 특정한 종류의 천식발작으로 인해 갑자기 병이 악화되기도 한다. 실제로 천식 환자는 비전형적인 증상을 호소하는 사례가 많은데, 호흡곤란이나 쌕쌕거림 없이 마른기침만 할 때, 가슴이 답답하거나 흉부 압박감만 호소할 때, 또는 목구멍에 가래가 걸려 있는 것 같은 증상만을 단독으로 호소할 때도 있다. 천식은 모든 연령층에서 발생하며 노인들은 기도 감염증인 기관지염과 혼동할 수도 있다. 천식 환자는 일반적으로 감기에 잘 걸리기도 하고 감기에 걸린 뒤에 천식이 악화되어 기침이나 호흡곤란 등의 증상이 장기간 지속되는 사례가 많다. 실제로 많은 천식 환자들이 본인이 천식인 사실을 모르고 감기에 자주 걸린다거나 감기가 오래 간다고 생각할 수 있다.

천식 진단에 가장 큰 걸림돌은 바로 증상이 '가끔 있으니까 시간이 지나면 괜찮아지겠지'라고 자가 판단하는 것이다. 진단이 늦을수록 증상은 서서히 빈도가 증가한다. 반면 조기진단으로 치료를 일찍 시작하면 할수록 정상적인 폐기능을 유지할 수도 있다.

천식의 진단은 자세한 병력, 임상소견, 검사소견 등으로 하며 이중 병력이 가장 중요하다. 다른 알레르기성 질환이 환자나 가족 중에 있고, 알레르기 환경이라면 알레르기성 천식일 가능성이 높다. 과거력 중 알레르기가 없으나 뚜렷한 천명, 기침 및 호흡곤란증이 3회 이상 반복되면 천식을 의심해 볼 필요가 있다. 그러나 이때 비슷한 증상을 보이는 다른 질환을 배제할 수 있어야 한다. 천식 증상을 '알레르기성 기침', '알레르기성 기관지염', '천명성 기관지염', '만성 기관지염' 등으로 막연히 언급하기도 하는데 이는 운동이나 메타콜린 등을 이용한 기관지 과반응성 검사를 하거나 기관지확장제 투여 전후에 폐기능검사를 시행하여 기관지의 가역적 반응을 관찰함으로써 확진이 가능하다. 또 발작이 심할 때 기관지확장제를 투여하면 효과가 있다든지 기침이 있을 때 천식 치료를 해서 호전되었다면 기침의 원인을 천식이라고 지칭할 수 있다.

### 1) 병력 및 임상증상

천명, 기침, 가슴 답답함, 호흡곤란 등의 증상들이 대개 반복적으로 나타나며 야간에 악화되고, 운동, 자극성 물질, 특이 항원, 감염 등에 의해 유발되거나 악화되는 것이 특징이므로 이런 소견들이 있을 경우 천식을 의심해 볼 필요가 있다.

병력 청취 시 포함되어야 할 사항은 현재 증상, 증상이 악화되는 양상(일중, 주중 혹 통년), 유발 혹은 악화 요인, 아토피 가족력, 현재 실시 중인 치료, 입원의 과거력, 일상생활에서의 제한점, 야간수면 장애의 빈도, 이전 치료에 대한 반응 등이다. 천식 일기의 활용은 자세하고 정확한 병력을 얻기 위한 좋은 방법 중 하나이다(표 2).

**표 2. 천식 병력일지의 기록사항**

| 관찰점 | 내용 |
|---|---|
| 현 증상 | 기침, 천명, 호흡곤란 |
| 증상의 양상 | 통년성, 계절성, 지속적, 발작성<br>발작의 시작, 지속시간, 빈도, 수면장애 |
| 발병 및 과거력 | 발병연령, 질병의 경과, 입원 과거력 |
| 유발 혹은 악화요인 | 운동, 담배연기, 특이항원, 약제, 찬공기 |
| 현재의 치료 | 약제, 용량, 약제의 반응도 |
| 정형적인 악화 시의 특징 | 유발인자, 임상 경과 |
| 아토피 질환 | 가족력, 피부염, 비염 |
| 기타 동반질환 | 부비동염, 비용, 위식도 역류 |

### 2) 진찰 소견

진찰 당시 천식 증상이 있으면 특징적인 소견이 보이겠지만, 특징적 소견이 보이지 않는다고 천식을 진단에서 제외해서는 안 된다. 또 소아는 아토피성 천식이 많으므로 아토피피부염이나 비염, 결막염이 동반되는 사례가 많아서 이들의 특징을 함께 관찰해야 한다.

천식 발작의 심한 정도에 따라 천명이 들리고 호흡수가 빨라지며 흉곽함몰이 나타날 수 있고, 심하면 청색증이 나타나며 의식이 나빠지기도 한다. 증상과 진찰소견에 따라 천식 발작의 중증도를 나누기도 하는데, 이는 치료 방법 및 약제를 선택하는 중요한 기준이 된다.

### 3) 검사

기관지천식은 진찰소견과 병력 청취만으로 정확한 진단을 내리기가 쉽지 않으므로 다음의 검사가 필요하다.

**◈ 천식을 처음 진단할 때의 검사**
천식 확인 : 천식 유발시험, 폐기능 검사, 방사선 검사 등
천식의 심한 정도 진단 : 폐기능 검사, 객담 검사 등
천식의 원인 진단 : 알레르기 피부 시험, 알레르기 혈액검사 등
천식의 동반질환 진단 : 혈액검사, 코 내시경 검사 등

#### (1) 폐기능 검사

천식이 의심되는 협조가 가능한 환자(보통 5세 이상)에서는 이 검사를 반드시 실시해야 하며 폐활량측정법(spirometry)으로 기류뿐만 아니라 폐 용적에 대한 정보를 얻을 수 있다. 이 검사는 천식을 진단하고 천식의 정도를 평가하는 검사법으로서 기도폐쇄의 정도, 가스교환 이상 정도, 기관지 유발시험, 치료제의 효과, 장기적 경과 판정 등에 이용된다.

폐기능 저하 시에는 기관지 확장제를 사용하여 폐기능의 변화 여부를 확인함으로써 천식을 진단할 수도 있다. 폐기능이 정상일 때는 기관지 유발시험을 시행하여 천식을 진단하는데 이는 기관지천식의 특징인 기도의 과민성을 증명하는 검사이다.

천식의 확진은 기도과민성과 기도폐쇄를 증명함으로써 가능한데 최대호기속도(PEFR, peak expiratory flow rate) 측정이나 폐활량측정법을 이용하여 증명이 가능하다. 즉 최대호기속도와 1초간 노력성 호기량($FEV_1$, forced expiratory volume in one second)이 각각 20% 이상 감소하고, 기관지확장제 투여 후 1초간 호기량 혹은 최대 호기 속도가 15% 이상 호전을 보인다면 천식으로 진단할 수 있다. 물론 한 번의 측정으로 기도의 가역적 반응이 확인되지 않는다고 천식을 진단에서 제외해서는 안 되며 반복검사가 필요하다.

경증일 때는 나타나는 지표가 대개 정상에 가깝다. 그 이외에는 다양한 이상을 보여 총폐용적, 기능성 잔기량, 잔기량 등은 증가하고 폐활량은 보통 감소한다. 기류 역동성 검사인 노력성 폐활량(FVC, forced vital capacity), 1초간 노력성 호기량, 최대호기속도, 노력성 호기 중간 유량($FEF_{25\sim75\%}$, forced expiratory flow)은 감소하나 기관지확장제 투여 후에는 증가한다.

이 검사는 소요되는 시간과 비용도 상대적으로 적기 때문에 천식의 상태변화를 파악하는데 가장 유용한 방법이다. 5세 미만의 어린이거나 폐기능 검사를 받기 어려울 때는 진찰 소견과 병력 청취만으로 진단을 내리기도 하고, 천식 치료 약물을 4~6주 정도 사용한 뒤 호전 여부를 평가하여 진단하기도 한다.

### (2) 혈액검사

#### ① 말초혈액 호산구

호산구의 수가 증가( > 250~400/mm$^3$)하는 것이 천식과 관계가 있으나 증상의 중증도와 관련은 없다.

#### ② 객담

객담 안에 호산구라는 면역세포가 얼마나 있는지를 관찰하는 검사로, 호산구가 있다면 기관지의 알레르기 염증이 있음을 시사한다. 소아 질환 중 객담에서 호산구가 보이는 것은 천식 외에는 거의 없다.

#### ③ 총 IgE측정

알레르기질환, 특히 IgE 매개성 알레르기질환에서는 혈액 내 총 IgE치가 증가되어 있는 사례가 많다. 아토피피부염 등 일부 알레르기질환에서는 혈액 내 총 IgE치와 임상증상과의 상관관계가 있어서 총 IgE치가 높을수록 임상 증상이 심할 수 있으므로 진단과 경과 추적에 도움이 되기도 한다. 그러나 알레르기질환의 진단에 특이적인 검사는 아니다.

#### ④ 항원 특이 IgE검사

원인으로 의심되는 특정 항원에 대한 IgE 항체 유무를 알아보는 검사 방법으로 아토피 천식의 원인 항원을 찾는 데 도움이 된다. 그러나 양성 반응을 보인 항원이 반드시 천식의 원인이라고 확신할 수는 없다. 검사 방법에는 RAST(radio allergy sorbent test), MAST(multiple allergen simultaneous test) 등의 여러 방법이 있으며, 알레르기 피부반응 시험과 같은 목적으로 이용되나 알레르기 피부반응 시험보다 덜 예민한 것으로 알려져 있다. 또한 한 번에 많은 항원을 검사하기 힘들며, 결과 판정에 시간이 걸리고 비용이 든다는 단점이 있다. 또 검사 방법이나 검사자에 따라 결과에 차이를 보일 수 있다는 문제점도 있다.

### (3) 알레르기 피부반응시험

천식 환자에서 원인을 알아내기 위한 가장 기본적인 검사로 아토피 유무의 진단과 천식 질환의 원인 항원을 규명하기 위하여 시행한다. 검사는 복용 중인 약물에 영향을 받을 수 있기 때문에 검사 전에 현재 복용 중인 약물을 미리 확인해야 한다. 항원-항체 반응으로 분비되는 화학매개물질들 중에 히스타민이 모세혈관을 확장시켜서 피부에 팽진과 발적을 일으키는 점을 이용한 검사이므로 검사에 영향을 주는 대표적인 약물은 항히스타민제이고 검사 전에 충분한 기간(적어도 2일 이상 혹은 2주 이상) 중단해야 한다. 피부묘기증 등의 증상이 있다면 위양성 소견을 보일 수 있으며, 알레르기질환이 있더라도 환자의 전신 상태가 매우 불량하거나 영향을 미치는 약제 등을 복용하였다면 위음성 소견을 보일 수 있으므로 주의가 필요하다.

또한 양성 반응을 보인 항원이라도 그것이 반드시 알레르기를 유발하는 원인 항원이라고 할 수는 없으므로 환자의 병력 등과 일치하는지를 확인해야 한다.

### (4) 동맥혈 가스분석

질환의 상태 평가를 위해 입원 시에 많이 이용되는 방법이다. 증상이 나타나면 동맥혈 산소 분압($PO_2$)은 떨어지고 발작이 없어진 수 주까지 지속될 수 있다. 급성 발작의 경우 산소포화도 측정만으로도 중증도 결정에 도움이 된다. 발작 초기에는 이산화탄소 분압($PCO_2$)은 낮으나 악화되면 증가하고 이는 나쁜 징조이다. 기도폐쇄와 저산소증이 악화되면 고탄산혈증에 의한 호흡성 산증과 유산에 의한 대사성 산증이 함께 나타난다.

### (5) 방사선 검사

모든 환자에게 요구되는 것은 아니지만, 진단이 불확실하거나, 천식만으로 설명되지 않는 증상이 있거나, 객담으로 인한 무기폐, 폐기종, 기흉 등이 의심되거나, 천식 치료에 반응하지 않거나 재발하였을 때, 열이 있을 때, 분당 60회 이상의 빈호흡, 분당 160회 이상의 빈맥, 국소성 수포음이나 천명, 호흡음 감소 등의 소견이 있으면 흉부 X-ray를 촬영한다. 또한 이 검사는 천식 이외의 질환을 배제하기 위해 시행할 수 있는데, 천식에서 비염, 부비동염이 동반되는 수가 많으므로 필요하면 부비동 촬영을 같이 하는 것이 도움이 될 수 있다.

### (6) 유발시험

천식의 진단이 불확실할 때 메타콜린이나 히스타민, 고장성 식염수, 운동, 드물게는 흡입 알레르기항원 등으로 실시하는데 이 검사는 기도의 과민성을 증명하고, 원인 알레르기항원을 확인하는 데 유효하다. 모든 유발시험은 응급처치가 가능한 시설에서 전문가의 감독 아래 이루어져야 한다.

### (7) 코 내시경 검사

알레르기비염, 부비동염의 염증 정도와 비용종, 비중격 휘어짐 등의 비강 내의 해부학적 이상을 평가할 때 시행한다.

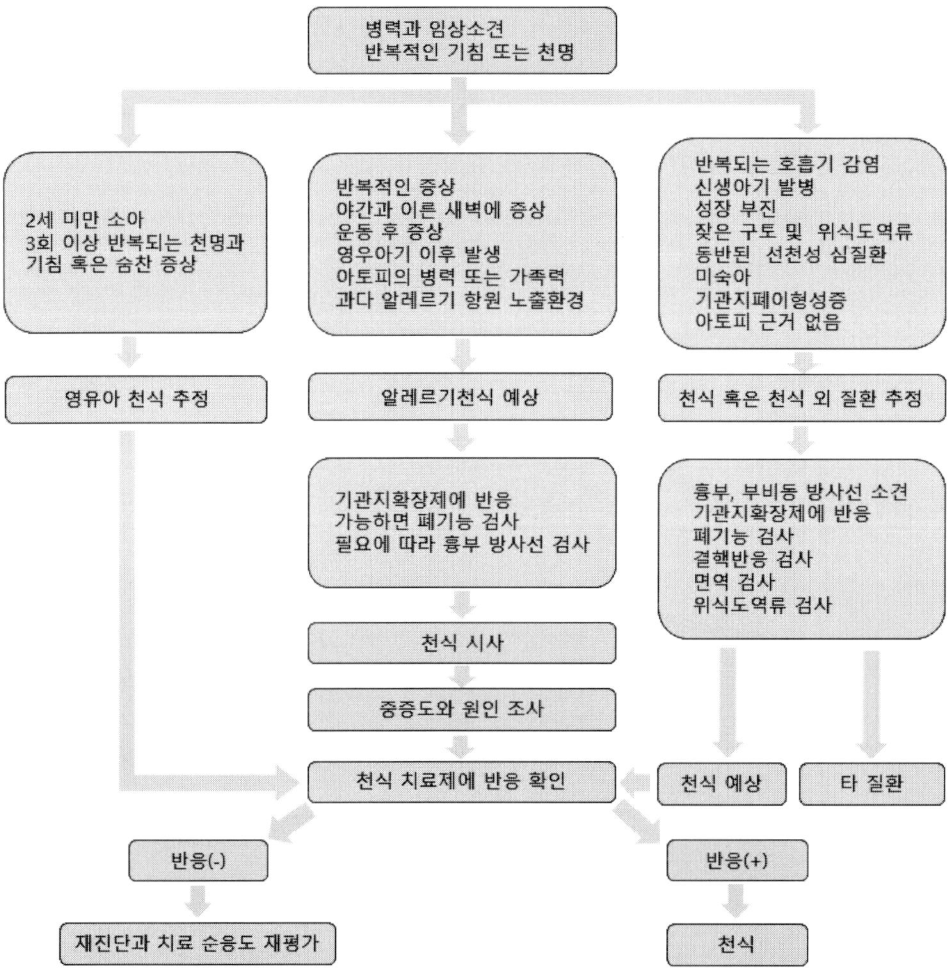


**그림 3. 천식 진단 흐름도**

## 5. 감별진단

선천성 질환을 비롯하여 기도 폐쇄가 우려되는 질환이 모두 감별진단에 포함되어야 한다.

천명(wheeze)은 호흡음 중에 부잡음의 하나로, 흔히 '쌕쌕거림'이라고 불린다. 대부분은 고음성(200Hz 이상)으로 250msec 이상 길게 지속하는 소리를 가리킨다. 천명은 일반적으로 호기 시에 흔히 들리지만 흡기에도 들릴 수 있는데, 좁아진 기도 부위를 중심으로 기도벽의 진동에 의해 발생하는 것으로 본다. 주로 흡기 시에 상부 기도의 폐쇄에 의해 기도 내강이 좁아져서 발생하는 호흡음은 '천음(stridor)'이라 하여 천명과 구별하기도 한다. 천명이 들리는 가장 전형적인 질환은 기관지천식이지만, 지속되는 천명으로 천식으로 의심되나 최종적으로 천식이라고 진단되는 비율은 약 35% 정도이므로 다른 원인으로 천명이 발생할 수 있음을 고려해야 한다. 또한 만성 기침 중 약 24%, 만성 호흡곤란의 약 29%가 기관지천식이었다는 보고도 있으므로 천명이 없더라도 천식을 배제할 수는 없다. 따라서 천식을 진단하려면 발작성의 호흡곤란, 천명, 기침 등의 증상에 맞추어 진단해야 하고, 천명이라고 하는 단독 증상만 있다면 천식 이외의 질환도 항상 염두에 둘 필요가 있다. 실제로 천명을 수반하는 질환으로 후비루 증후군, 심인성 기침, 기관지염 등이 기관지천식과 함께 감별해야 할 질환으로 알려져 있다.

천명을 감별진단할 때는 다음의 방법에 유의하여 진단한다.

우선 **호흡음의 음색**으로, 단조성(monophonic) 천명이 들릴 때는 주로 중추성의 대기도의 협착에 의한 것이 많고, 복조성(polyphonic) 천명이라면 말초기도의 협착이며, 특히 폐 전체로 복조성 천명이 들리면 기관지천식일 가능성이 높다. 다만 가끔 흉곽외 상기도 협착으로 단일 천명이 나타나기도 하므로 주의해야 한다. 다음으로 **천명이 나타나는 시기**에 따라, 일반적으로 호기성 천명은 천식 등 말초기도 폐색에서 흔하며, 흡기성 천명은 대기도가 좁아졌을 때 더 흔하다. 그러나 천식도 급성 발작에서는 흡기 시에도 천명이 들리고, 드물게는 흡기 시에만 천명을 나타내는 천식도 있으므로 흡기와 호기의 구별은 단지 참고하여 진단해야 한다. 또한 말초기도의 협착을 확인할 때에 최대한 숨을 들이마신 후에 강제 호기하여 천명음을 들을 수도 있으므로 안정 시 청진에서 정상 호흡음이어도 병력에서 호흡기질환이 의심될 때는 주의를 해야 한다.

그리고 **폐기능 검사**에 의하여 감별진단을 할 수 있다. 폐기능 검사에서 우선 FEV1(1초간 강제호기량)이 70% 이하인지, 혹은 유량-용적 곡선(flow-volume curve)의 모습을 보고 폐색성 기도질환의 유무 및 양상을 판정한다. 또한 잔기량(residual volume: RV)

의 증가는 호기 폐색에 의한 air trapping을 시사한다. 또 폐색성 기도질환과 함께 폐확산능(DLco)의 저하가 있으면 폐기종과 같은 폐포의 파괴나, 기도와 폐의 부종을 일으키는 폐부종과 같은 질환을 의심해 볼 수 있다.

유량-용적 곡선의 양상을 통해, 천명의 원인인 협착이 흉곽내인가, 흉곽외인가, 혹은 하기도인가를 감별하는 단서를 얻을 수 있다. 그림 4의 A는 정상 패턴이며, B는 흡기 시에 폐색을 일으키는 흉곽 외의 상기도 폐색이 나타나고, C는 호기 시에 폐색을 일으키는 흉곽 내의 상기도 폐색이 보인다. D는 흡기 시뿐만 아니라 호기 시에도 폐색을 일으키는 상기도 내의 고정된 폐색이 나타나며, E는 최대호기유량(PEF, peak expiratory flow)의 저하와 함께 호기 시의 후반에 한층 더 폐색을 일으키는 양상으로 말초기도 폐색의 호기 패턴이다.

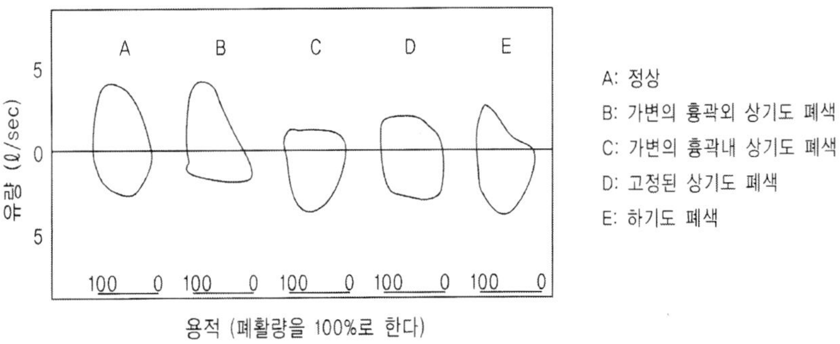


**그림 4. 유량-용적 곡선에 의한 천명의 감별**

**◈ 유량-용적 곡선**

환기 특성을 파악하기 위해서는 곡선의 후반부(노력성 폐활량의 50%, 25% 지점)를 관찰해야 하며 값의 저하는 특히 말초기도의 폐색을 민감하게 반영하는 것으로 알려져 있다. 그래서 **폐쇄성 장애**를 진단하는 데 FEV1/FVC보다 감도가 높아 **조기 병변을 파악**하기 위해서 필요하다. 폐쇄성 장애에서는 후반부의 봉우리가 움푹 패이며, 제한성 장애에서는 폐활량(노력성 폐활량도 동일)이 저하되기 때문에 봉우리의 폭이 좁아지고, 상기도 협착과 굵은 하기도 협착에서는 호기 속도에 한계가 있기 때문에 봉우리의 정상이 사라져 peak가 소실된다.

**표 3. 기도 폐색의 부위에 따른 감별진단**

| 흉곽 외 상기도폐색 | 흉곽 내 상기도폐색 | 하기도폐색 |
|---|---|---|
| 후비루 증후군, 성대의 기능부전, 편도 비대, 후두개염, 후두부종, 후두협착, 후두농양, 후두암, 후두낭종, 아나필락시스, 비만, 성대혈종, 양측성대마비, Wegener 육아종 | 기관협착(삽관 후), 기도 내 이물, 기관종양, 흉강 내 갑상선, 기관지거대증, 기관연화증, 헤르페스 기관 · 기관지염, 우측대동맥류 | 기관지천식, COPD(chronic obstructive pulmonary disease), 폐부종, 폐경색, 세기관지염, 낭종성 폐섬유화증, 기관지 확장증, 암성림프관증, 기생충 감염 |

천명을 나타내는 질환 중 특히 급성 후두염, 급성 성문하 후두염(가성 크룹, 후두 부종, 후두경련 등), 디프테리아, 후두개 종창 혹은 후두암, 후두 이물(또는 기관 · 기관지 이물), 인후두농양, 편도주위농양, 기관지천식의 급성 발작, 심장천식의 치료는 긴급성을 필요로 하므로 주의해야 한다.

천명은 기도협착에 의해 생기지만, 그 원인은 천식 이외의 폐질환뿐만 아니라 순환기 질환에 의한 폐부종 등 전신성 질환에 의해 발생할 수도 있다. 천명의 진단에는 통상의 가족력, 환자의 과거병력, 현병력, 이학적 소견뿐 아니라 흉부의 영상진단, 폐기능 측정, 유량-용적 곡선을 상세하게 검토할 필요가 있다.

## 6. 천식의 치료

천식 치료를 위해서는 천식의 중증도를 평가하는 것이 필수적이다. 장기적 치료계획 수립의 근거가 되는 천식의 전반적 중증도는 경증 간헐성, 경증 지속성, 중등증 지속성, 중증 지속성의 4가지로 분류한다(표 4). 한 환자에서 증상, 폐기능 지표, 장기적 증상 조절을 위해 필요한 약제 등 각 항목의 해당 중증도가 다를 때는 해당 지표 중 가장 높은 중증도를 기준으로 분류한다. 한편, 급성 발작의 중증도는 경증, 중등증, 중증, 치명적 발작으로 나누는데, 이는 진찰소견, 폐기능검사, 동맥혈 가스분압 소견 등으로 판단한다(표 5).

**표 4. 만성 천식의 중증도 분류(최근 2~4주 조절제 미사용 시)**

| 구분 | 간헐성 | 지속성 | | |
|---|---|---|---|---|
| | | 경증 | 중등증 | 중증 |
| 발작적 증상 | ≤ 2회 / 주 | > 2회 / 주, < 1회 / 일 | 매일 | 종일 |
| 야간 증상 | ≤ 2회 / 월 | 3~4회 / 월 | > 1회 / 주 | 잦음 |
| β2 항진제 사용 | ≤ 2일 / 주 | > 2일 / 주, ≤ 1회 / 일 | 매일 | 수회 / 일 |
| 발작 시 활동제한 | 없음 | 가벼움 | 약간 | 심함 |
| FEV1(%예측치) | > 80% | > 80% | 60~80% | < 60% |
| FEV1 / FVC | 정상 | 정상 | 저하≤5% | 저하>5% |
| FEV1 / PEF 일중 변동률 | < 20% | 20~30% | > 30% | > 30% |

Risk : 경구 steroid가 연간 2회 이상 필요 시 지속성으로 간주.

(Expert Panel Report 3, 2007; Global Initiative for Asthma, 2006).

**표 5. 급성 발작의 중증도 분류**

| 구분 | 가벼움 | 중등도 | 심함 | 호흡정지 직전 |
|---|---|---|---|---|
| 호흡곤란 | 걸을 때 누울 수 있음 | 말할 때 앉아 있으려 함 | 앞으로 구부려 앉음 | |
| 말할 능력 | 문장 | 구 | 단어 | |
| 의식 | 흥분되기도 함 | 흥분 | 흥분 | 혼탁 |
| 호흡 수 | 증가 | 증가 | 때로 > 30 / 분 | |
| 부호흡근과 상부흉골 반응 | 보통 없음 | 있음 | 있음 | 흉복부 역행성운동 |
| 천명 | 중등도, 호기말 | 큼, 호기 | 큼, 흡기 및 호기 | 없음 |
| 맥박 / 분 | < 100 | 100~120 | >120 | 서맥 |
| Pulsus paradoxus | < 10mmHg | 10~25 | >25 | 없음 |
| PEF (기관지확장제 치료 후) | > 80% | 60-80 | < 60(100L / min) 또는 반응 지속 < 2시간 | |
| $PaO_2$(공기) | 정상 | > 60mmHg | < 60 | |

| $PaCO_2$ | < 45mmHg | <45 | > 45 | |
|---|---|---|---|---|
| $SaO_2$(공기) | > 95% | 91~95 | < 90 | |

천식은 초기부터 기도수축과 염증을 조절함으로써 기도가 변형되지 않도록 주의해야 한다. 원인물질과 악화인자를 피함과 동시에 꾸준히 염증 조절 약제를 사용해야 하는데, 알레르기 염증을 성공적으로 억제하면 정상 기도를 유지할 수 있다.

처음에는 심한 정도에 따라 약물 사용을 하는데, 치료에 대한 반응이 서로 다르므로 조절되는 여부에 따라 약물을 변경한다. 조절이 안 되면 치료 단계를 높이는데, 심하면 경구 스테로이드 단기 치료를 시도하고, 조절이 잘 된 상태로 3개월 이상 지속되면 치료 단계를 낮춘다.

PEF 모니터링으로 객관적 평가를 하면서 치료하는데, 병의 악화를 조기에 인지하는 방법은 ① 야간발작, ② 기관지확장제 필요량(puff count) 증가, ③ PEF 저하, ④ PEF 변이성 증가 확인이다.

중증 천식발작의 치료는 평소에 조절제로 중증 천식발작을 예방하는 것이 가장 좋은 치료이다. 발작 시 산소투여로 $SaO_2$>90% 유지한다.

**표 6. 천식조절 기준**

| 구분 | Well controlled | Not well | Very poorly |
|---|---|---|---|
| 발작적 증상 | ≤2회 / 주 | > 2회 / 주 | 종일 |
| 야간발작 증상 | ≤2회 / 월 | 1~3회 / 주 | ≥4회 / 주 |
| β2 항진제 사용 | ≤2일 / 주 | > 2일 / 주 | 수회 / 일 |
| 발작 시 활동제한 | 없음 | 약간 | 심함 |
| FEV1 / PEF(% 예측치 또는 개인 최고치) | > 80% | 60~80% | < 60% |
| 경구 steroid 필요 악화 | ≤1회 / 년 | ≥2회 / 년 | ≥2회 / 년 |

### 1) 알레르기 염증 조절 치료의 중요성

심한 천식 발작으로 즉각적인 응급 치료와 입원 치료가 절대적으로 필요할 때가 있다. 환자는 이때 곧 죽을 것 같은 공포를 느끼는데, 실제로 심한 천식 발작으로 사망하는 사례들도 있다. 하지만 천식 약물을 적절하게 사용하고 환경관리를 잘하면 정상적인 생활이 가능한데, 이와 같은 천식 증상은 만성적 알레르기성 기도 염증과 기관지 과민성 때문에 생긴다. 외부에서 원인 항원을 찾을 수 없는 비아토피성 천식도 일부 존재하지만 이때도 기관지에 알레르기 염증이 생기는 것은 동일하다. 따라서 어떤 형태의 천식이라도 알레르기 염증을 조절하는 치료가 필수이다.

### 2) 약물요법

천식을 치료하는 방법은 환경관리 및 회피요법, 면역요법, 약물요법 등 여러 가지가 있지만 약물요법이 가장 중요하며, 환자들도 천식에 대한 이해를 충분히 하고 있어야 한다. 천식의 치료약물은 크게 **증상 완화제**와 **염증 조절제**로 나눈다.

#### (1) 증상 완화제

천식은 기도에 만성적인 알레르기 염증이 있으면서 그로 인해 기도가 좁아짐으로써 기침, 호흡곤란, 쌕쌕거림과 같은 증상이 나타난다. 때로는 이러한 증상이 심하게 나타나 고통을 겪거나 죽을 것 같은 공포감을 느낄 수도 있으며 이때 증상을 신속히 호전시킬 목적으로 사용하는 약이 증상 완화제이다.

**◈ 천식 악화 시 기본적인 행동 요령**

- 증상 완화제를 2회 연속 흡입한다.
- 20분간 지켜보면서 증상이 만족할 만큼 호전되지 않으면 추가로 2회 연속 흡입한다.
- 이상의 방법으로 1시간 동안 20분 간격으로 2회 연속 흡입을 총 3회 할 수 있다.
- 1시간이 지나도 증상이 호전되지 않는다면 병원을 방문한다.
- 증상의 정도가 심하거나 증상 완화제를 사용해도 증상이 심해진다면 증상 완화제를 사용하면서 즉시 가까운 병원이나 응급실에 가야한다.

증상 완화제는 좁아진 기관지를 확장시켜 주기 때문에 기관지확장제라고도 한다. 효과가 신속하게 나타나는 속효성 약물로서 주로 베타2항진제가 사용되며 효과를 빨리 얻기 위해 기도에 직접 투여하는 흡입제를 사용한다. 베타2항진제는 기도 주변 근육의 긴장을 풀어 주어 기관지 확장에 효과가 있다. 이러한 속효성 베타2항진제는 간헐적인 천식증상이나 급성 발작 등 필요시에 사용하고, 운동이나 신체 활동 등으로 천식증상이 나타날 것이 예상될 때 미리 사용하여 천식증상이 나타나는 것을 예방한다. 천식증상은 언제든지 나타날 수 있으므로 증상 완화제는 필요할 때 즉시 사용할 수 있도록 항상 휴대해야 한다. 흡입제로서 표적장기인 기도에 직접 작용하기 때문에 적은 용량으로도 신속하고 강한 효과가 있다. 사용에 따른 부작용은 적은 편이나 단독으로 장기간 사용하면 약의 효과가 감소한다. 부작용으로는 가슴 두근거림이나 손 떨림 등이 나타날 수 있다.

### (2) 염증 조절제

천식 환자는 기도가 좁아져 있지 않아 호흡곤란이 없는 상태라 하더라도 기도 내부 염증은 지속되어 가래나 기침을 일으킬 수 있고, 이는 장기적으로 폐기능을 저하시키고 약물 치료에도 반응이 떨어지는 원인이 된다. 따라서 천식은 증상이 없을 때도 꾸준히 염증 조절제를 사용해야 한다. 이는 기도의 염증을 조절함으로써 폐기능이 향상되고 천식증상을 예방하며 증상 완화제의 사용 횟수를 줄일 수 있다.

가장 효과적인 염증 조절제는 흡입용 스테로이드(inhaled corticosteroids : ICSs)이다. 스테로이드는 모든 염증 질환 치료에 널리 쓰이는 항염증제로 많은 연구 결과에 따르면 현재까지 가장 중요하고 유용한 천식 치료약제이며 기도의 염증, 기도 과민성, 기도 폐색을 함께 호전시키는 유일한 약제이다. 흡입용 스테로이드는 기도로 바로 들어가 염증을 치료하기 때문에 장기간 사용해도 경구용(알약)에 비해 부작용이 매우 적어 임신부에게도 비교적 안전한 약물이다. 천식은 만성적인 질환이어서 약제 부작용을 최소화하는 데도 노력을 해야 한다. 부작용을 줄이기 위해서는 흡입용 약제의 사용이 가장 효과적인데 천식의 약물치료는 흡입용 스테로이드를 기본으로 환자의 천식 정도와 증상의 조절 정도를 고려하여 이루어진다. 따라서 천식에서는 주로 흡입용 제제를 사용하며 천식 환자에게 흡입용 스테로이드를 지속적으로 투여하면 기도에서 일어나는 알레르기 염증 반응이 감소할 뿐만 아니라 예방 효과도 있어 천식증상 조절을 넘어 여러 가지로 임상 효과를 기대할 수 있다. 만약 흡입용 스테로이드를 임의로 중단하면 서서히 기도의 알레르기 염증 반응이 다시 재발하여 천식증상이 나타나고 급격한 악화가 유발되므로 천식 환자는 반드시 흡입용 스테로이드의 지속적 사용을 권장한다. 흡입용 스테로이드를 사용할 때 가장 흔히 발생하는 국소 부작용으로는 구강 칸디다증, 후두 이물감, 쉰 목소리, 기침 등이 있다. 흡입 보조기구(스페이서)를 사용하면 이를 어느 정도 감소시킬 수 있으며 목이 쉬더라도 흡입을 중단하면 곧 회복된다. 부작용을 줄이기 위해 천식증상이 조절된 뒤에는 유지에 필요한 최소량만 사용하며 흡입한 뒤에는 입 안을 잘 씻어야 한다.

흡입용 복합제는 흡입용 스테로이드에 기관지 확장제인 지속성 베타2항진제를 혼합한 흡입제로서 염증 조절 효과와 기관지 확장 효과를 함께 얻을 수 있어 환자들이 간편하게 천식을 조절할 수 있다. 흡입용 복합제에 포함된 지속성 베타2항진제는 기관지 확장 효과뿐만 아니라 스테로이드와 함께 각자의 약제 효능을 동반 상승시켜 주는 역할을 하므로 중등증 이상의 천식 환자들이 흔히 사용한다.
류코트리엔 조절제는 알레르기 및 다른 염증 반응에서 발생하는 류코트리엔의 작용을 억제하는 약물로 기관지 수축을 예방하고 천식 증상을 감소시킨다.
심한 천식 발작 시의 치료 수단으로 단기간 사용하는 경구용 스테로이드는 사용 시 반드시 전문의의 조언이 필요하다.
항IgE요법은 주로 기존의 치료로는 증상을 만족스럽게 조절할 수 없는 환자들에게 시도하며, 알레르기가 확실하고 알레르기 염증을 매개하는 IgE의 혈중 수치를 고려하여 의사가 판단한다. 12세 이상 환자들에게 주로 사용하며 천식증상의 급성 악화를 줄일 수 있다

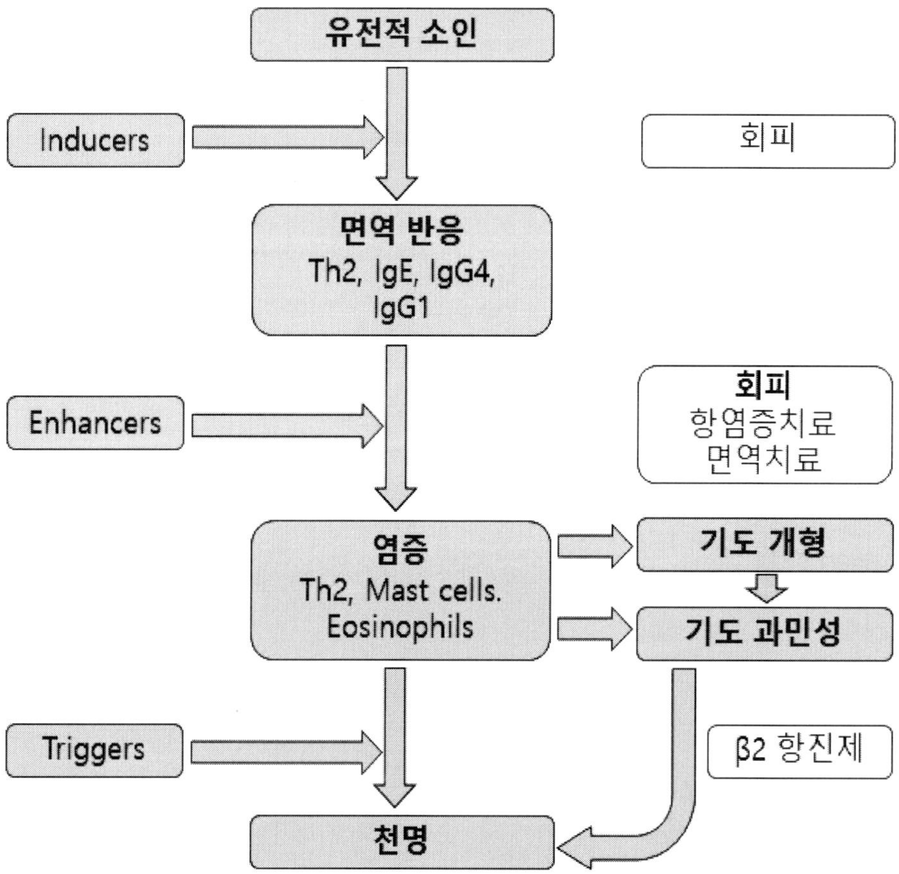


**그림 5. 단계별 치료 개요**

### 3) 천식의 한의학적 치료

#### (1) 효천의 치료원칙

隋代『諸病源候論』에서 효천의 치법으로 '消痰破飮法'을 제시한 이후 金 · 元代에 와서『丹溪心法』에서 '治哮는 專主乎痰'하니, 효천이 미발 시(완해기)에는 '扶正氣'를 위주로 하고, 발작기에는 신속하게 '攻邪氣'하는 효천의 치료원칙을 확립하였다. 이에 따라 효천증에 奪命丹, 立定散, 解表二陳湯, 五虎二陳湯, 三白丸 등의 처방을 활용한다.

#### (2) 證治

효천이 한랭을 만나서 발작하는 두 가지 경우가 있으니, 첫째 中外皆寒으로 인한 것에는 蔘蘇溫肺湯(東垣)을 사용하고, 둘째 寒包熱로 인하여 발작한 데에는 發表시켜야 하니 越婢加半夏湯 등을 사용한다. 혹은 추워지지 않은 때 미리 承氣湯으로 下熱시키면 冬寒 時에도 발작하지 않는다(『醫學綱目』).

水哮는 유아기에 水蓄於肺하여 痰이 형성된 것으로 金沸草散, 小青龍湯, 葶棗散을 사용하고, 風痰哮에는 千緡導痰湯을 쓰고, 厚味가 원인일 때는 淸金丸을 사용한다. 효증으로 코고는 소리와 함께 숨이 차서 不得臥할 경우에는『醫學入門』의 兜鈴丸을 사용하며, 근본적인 치료를 위해서는『萬病回春』의 **定喘湯**, 黃芩利膈丸 등을 사용하여야 한다.

#### (3) 辨證施治

기관지천식은 한의학의 효천증과 유사한 질환으로 임상에서 효천에 준하여 치료하는 데 치법의 대강은 '**化痰定喘**'한다. 병증의 허실에 따라 허증에는 **補陰 혹 益氣潤肺**, 실증에는 **淸熱 혹 祛風寒瀉肺**하며, 발작기에는 **祛痰瀉肺**, 발작 후에는 **益氣補中**, 발작 전에는 **補腎納氣法**에 따라 치료한다. 구체적으로는 우선 발작기와 완해기를 판별하고 病邪가 위주가 되는 실증은 風寒, 痰濁 등으로, 正虛가 위주가 되는 허증은 肺虛, 腎虛 등으로 변증하여 치료한다.

천식치료를 위한 상용처방으로는 解表二陳湯, 蘇子導痰降氣湯, 麥門冬湯, 淸上補下湯, 加味鎭咳湯, 加味柴梗半夏湯, 定喘化痰降氣湯 등이 있다.

① 천식의 상용처방

**㉮ 解表二陳湯**

백출 · 반하 · 진피 · 적복령 · 감초 · 소엽 · 행인 각 4g, 상백피 · 자완 · 관동화 · 패모 · 길경 각 3g

哮吼, 氣管支喘息

小兒咳嗽 喘息에 鹿茸을 가하면 尤效

**㉯ 蘇子導痰降氣湯**

소자 8g, 반하 · 당귀 각 6g, 남성 · 진피 각 4g, 전호 · 후박 · 지실 · 적복령 각 3g, 감초 2g, 강 3편, 조 2편

痰喘上氣證

**㉰ 麥門冬湯**

맥문동 · 백복령 각 15g, 시호 · 황금 · 오미자 · 길경 · 지각 · 패모 · 상백피 · 사삼 · 행인 · 감초 · 전호 각 4g, 일황련 2g

火喘, 久喘, 肺虛證, 氣管支炎, 발작적인 기침, 熱이 있을 때, 정신적 충격, 운동곤란

氣短 虛弱者 : + 인삼 · 황기. 氣盛者 : - 오미자, + 황금 · 형개수

伏脈, 手足厥逆證에 加味生脈散(오미자 12g, 인삼 · 맥문동 · 행인 · 진피 각 8g, 강 5편, 조 2편)

**㉱ 加減淸上補下湯**

숙지황 · 산약 · 산수유 각 8g, 목단피 · 택사 · 백복령 각 6g, 오미자 · 지실 · 맥문동 · 천문동 각 4g, 패모 · 길경 · 행인 · 반하 · 과루인 · 황금 각 3g, 황련 · 감초 각 2g(六味 + 淸肺熱)

哮喘으로 인한 咳嗽, 喘息, 痰涎壅盛, 久喘, 소화상태 양호

**㉲ 加味柴梗半夏湯**

백복령 · 길경 · 지각 · 시호 각 8g, 향부자 · 과루인 각 6g, 반하 · 진피 · 오약 · 황금 · 청피 · 행인 · 감초 · 현호색 각 4g

肺熱證, 咳嗽, 喘息, 痰盛, 發熱, 胸脇痛, 肺炎, 감기에 가슴 옆구리가 결릴 경우, 약미 惡

**㉶ 加味鎭咳湯**

숙지황 · 나복자 각 10g, 황기 · 백출 · 백복령 각 6g, 반하 · 진피 · 당귀 · 맥문동 · 길경 · 소엽 · 전호 · 오미자 · 패모 · 감초 각 4g

喘息, 咳嗽(오래된 기침) 통용방

肺虛寒하고 腎水不足에 尤效

肺腎虛寒으로 인한 咳嗽痰盛喘息에 金水六君煎(강 5편)

微熱이 있으면 茯苓補心湯

**㉷ 三子補腎湯(雲溪)**

숙지황 12g, 소자 · 당귀 · 반하 · 백복령 각 6g, 진피 · 나복자 · 오미자 · 행인 · 감초 각 4g, 백개자 2g, 강 5편, 조 2편

肺腎의 虛弱으로 인한 喘哮證

**㉸ 定喘化痰降氣湯**

진피 8g, 시체 6g, 반하 · 남성포 · 행인 · 오미자 · 관동화 · 사삼 · 자완 · 감초 각 4g, 조각자 2g, 인삼 · 소자 · 당귀 · 전호 · 패모 · 적복령 · 지실 각 3g

咳嗽, 痰喘, 氣喘, 氣管支喘息

千緡湯 + 定喘化痰湯(강 5편) + 蘇子降氣湯 + 溫中下氣하는 柿蒂

**㉹ 定喘湯(『回春』)**

마황 12g, 행인 6g, 황금 · 반하 · 상백피 · 소자 · 관동화 · 감초 4g, 백과 21개

哮喘證을 치료하는 神方

炒黃, 水煎하여 수시복용

**㉺ 加味小靑龍湯**

상백피 8g, 마황 · 백작약 · 오미자 · 반하 각 6g, 세신 · 건강 · 계지 · 천화분 · 길경 · 백복령 · 행인 · 원지 · 감초 각 4g 혹 加 금은화 · 연교

기관지천식

초기(2~3일부터 반응), 만성(5일~1주) 1~2개월 복용 이후 腎氣丸, 金水六君煎, 六君子湯을 선별투여하고 加 鹿茸하면 효능배가

㉪ **鷄鳴丸**

지모(주초) · 패모(초) · 진피(거백) · 상백피(밀초) · 관동화 · 선복화 · 천문동 · 맥문동 · 인삼 · 정력자(초) · 길경 · 행인(부초) · 반하(강제) · 아교(주) · 감초 각 등량

喘嗽證

作末하여 煉蜜로 和均 彈子大 作丸

烏梅湯 혹은 薑湯으로 1丸씩 化下(中祖)

② **허실에 따른 약물치료**

㉮ **實證**

㉠ **外感風寒**

- 증상 : 氣喘咳嗽 喀痰稀薄 色白, 초기에는 惡寒 頭身痛 口不渴 舌苔薄白 脈浮緊
- 치법 : 祛風散寒 宣肺定喘
- 처방 : 三拗湯加減, 麻杏甘石湯

㉡ **痰濕內盛**

痰濕 이외에 이것이 寒化하거나 熱化할 수 있으니 寒邪內犯, 飮食生冷, 평소 陽虛陰盛하면 寒痰이 內伏하고, 食辛熱甘肥하거나 평소 陽盛하면 痰熱이 內伏한다.

ⓐ **痰濕**

- 증상 : 氣喘咳嗽 痰多粘 喀出不爽 胸中滿悶 惡心 口淡無味 舌苔白 脈濡滑
- 치법 : 燥濕化痰 降氣定喘
- 처방 : 二陳湯加減, 三子養親湯加減, 千緡導痰湯(『醫鑑』)

ⓑ **寒痰**

- 증상 : 天冷易發 呼吸急促 喘鳴有聲 咳痰清稀色白泡沫狀 胸膈滿悶 面色晦而帶青 形寒拍冷 口不渴 혹 渴喜熱飮 舌苔白滑 脈弦緊 혹 弦滑
- 치법 : 溫肺散寒 化痰定喘
- 처방 : 小靑龍湯加減, 蘇子導痰降氣湯加減, 人參潤肺散(『丹心』) + 蔘蘇溫肺湯(東垣)

ⓒ **痰熱**

- 증상 : 呼吸急促 息高氣粗 痰粘稠色黃 胸膈滿悶 煩躁不安 面赤自汗 口渴喜飮 혹 發熱 舌質紅 苔黃 脈滑數

- 치법 : 淸熱宣肺 化痰定喘
- 처방 : 定喘湯加減

㉯ **虛證**

㉠ **肺虛**

- 증상 : 喘促氣短 言語無力 咳聲低微 自汗惡風 咽喉不利 口乾面紅 舌質偏紅 脈軟弱
- 치법 : 養肺定喘
- 처방 : 生脈散加味

㉡ **心腎虛損**

- 증상 : 喘促日久 呼多吸少 動則喘息甚 形瘦身疲 汗出 面靑脣紫氣 肢冷 심할 경우 肢體浮腫 小便不利 心悸不安 舌質淡靑 脈沈細
- 치법 : 補益心腎 納氣定喘
- 처방 : 八味丸, 腎氣丸

㉢ **上實下虛(上盛下虛)**

대부분 해수로 인해 효천이 오랫동안 치유되지 않아 肺腎不足한데 다시 외사가 침범하여 발생한다. 上盛은 외사로 인해 痰濁壅肺하므로 肺氣不宣한 것이고, 下虛는 腎氣虧損으로 腎不納氣한 상태이다.

- 증상 : 哮喘胸悶 咳嗽多痰 動則氣喘尤甚 腰痠肢冷 下肢浮腫 汗出 心悸 脈沈細
- 치법 : 瀉肺化痰, 補益腎元
- 처방 : 三子湯, 二陳湯加味(瀉肺化痰), 八味丸(補益腎元), 淸上補下湯

### (4) 증상에 따른 약물치료(처방 및 단미제)

**① 천식, 비염**

폐계(폐, 대장, 코, 피부 등)에 濕痰이 과다하게 정류 → 몽골리안 체형에 多發

천식에 〈마황 + 의이인 / 행인 / 길경 / 상백피 / 오미자〉, 급성기에는 〈마황〉위주로 선폐하고 〈의이인 / 나복자〉로 거담배농, 완화기 〈녹용〉으로 익폐

천식에 柴朴湯

**② 기관지천식**

- 加味解表二陳湯

반하 8g, 당귀 · 천궁 · 백작약 · 숙지황 각 6g, 맥문동 · 지각 각 4g, 진피 · 적복령 · 소엽 · 마황 · 행인 · 상백피 · 자원 · 패모 · 길경 각 3g, 구감초 2g, 강 5편

- 加味淸金湯

  숙지황 12g, 당귀 · 반하 · 백복령 · 진피 · 소자(炒) 각 6g, 과루인 · 패모 · 행인 · 상백피 · 길경 · 오미자 · 맥문동 각 4g, 백개자 · 감초 각 2g, 강 3편

**③ 심장성 천식(폐쇄부전증), 喘咳 腹水**

- 加味分心氣飮

  소엽 5g, 감초 3g, 반하 · 지실 각 2.5g, 청피 · 진피 · 목통 · 대복피 · 목향 · 적복령 · 빈랑 · 상백피 · 봉출 · 맥문동 · 길경 · 계피 · 향부자 · 곽향 각 2g, 등심 十莖. 或 加 행인 · 오미자

  面浮腫 加 저령 · 택사 · 차전자

- 蘇子降氣湯

  初症

  맥문동 6g, 반하 · 소자 · 행인 · 상백피 · 오미자 각 4g, 계지 · 진피 각 3.5g, 당귀 · 전호 · 후박 · 구감초 각 2g

痰盛者 加 백개자 · 자원

**④ 喘急 痰盛, 저혈압성 喘促應急用**

- 加味定喘湯

  마황 4~12g, 석고 · 반하 각 8g, 행인 · 맥문동 각 6g, 황금 · 상백피 · 소엽 · 길경 · 감초 각 4g, 자원 · 인삼 · 목향 각 3g, 경미 1홉, 강 3편, 조 2편), 백과(炒) 10개 去柿後 入蜂蜜 一匙

**⑤ 신수부족 폐기관의 허약으로 遇寒 즉 咳 痰 喘 尿數 등 久嗽, 老嗽**

- 金水補元煎

  숙지황 12g, 산약 · 산수유 · 당귀 · 반하 · 백복령 각 6g, 목단피 · 택사 · 진피 · 소자 · 행인 · 오미자 · 감초 각 4g, 공사인 · 맥문동 각 3g, 목향 2g, 생강 5편 대조 2매 (雲溪)

- 金水六君煎

  숙지황 12g, 당귀 · 산약 · 반하 · 백복령 · 백작약 · 진피 · 계지 각 4g, 건강 · 감초 · 마황 · 오미자 각 3g, 세신 · 백개자 · 과루인 · 파고지 각 2g, 강 3

- 加味地黃湯

  慢性氣管支炎 咳嗽不止

  숙지황 12g, 산약 · 산수유 각 8g, 황기 · 당귀 · 백작약 · 백출 각 6g, 인삼(代사삼) · 맥문동 · 행인 · 오미자 · 상백피 · 진피 · 백복령 각 4g, 천궁 · 계피 · 패모 · 길경 · 반하 · 감초 각 3g, 或 加 소자 6g, 강 3편, 조 2편

### ⑥ 건성기침, 夜喘, 無痰有聲

매핵기나 건성인후염; 간신음허로 폐에 음액이 부족해져서 해수

구기자 6~8g, 맥문동 · 천문동 각 4g, 오미자 3~4g

- 麥門冬湯 (상용 처방)
- 陰喘二陳湯

  숙지황 · 당귀 각 6g, 천궁 · 백작약 · 반하 · 진피 각 4g, 적복령 · 지각 · 황금 · 행인 · 방풍 · 소엽 · 상백피 각 3g, 지모(염수초) · 황백(염수초) · 오미자 · 감초 각 2g, 강 5편

### ⑦ 유행성 감기, 해수

- 香蘇溫肺湯

  행인 · 향부자 · 소엽 각 8g, 창출 6g, 진피 · 인삼(代사삼) · 전호 · 반하 · 갈근 · 적복령 각 4g, 길경 · 지각 · 구감초 각 3g. (或 加 나복자 · 소자 · 백개자 · 오미자 · 패모 · 상백피) 강 3편

**◈ 희귀병의 병인은 痰(병리적 산물 / 발병요인이라는 두 가지 특성이 있음)**

水濕에 대한 脾의 운화가 부족하면 수습이 체내에 쌓이고 수습 내의 탁한 물질이 인체의 어느 한 부분에 응결되어 낭종과 림프절결핵, 골결핵 등과 같은 痰이 된다. 또한 이 탁한 물질이 경락과 혈관으로 들어가면 기혈의 운행을 따라 전신의 각 부분에 이르게 된다. 이것은 끈적거리는 특성이 있어서 기혈이 경락과 혈관을 운행하는 것을 막아 장부조직에 혈액과 산소가 모자라는 병리변화가 발생함으로써 각종 질병을 유발한다.

담이 두부에 있으면, 뇌에 혈액공급이 잘 되지 않아 어지럽고 건망증이 생기며 계속 졸음이 오고, 그 증세가 심하면 의식불명이나 반신불수, 언어장애 등의 증상이 나타난다. 즉, 뇌경색과 같은 질병은 대부분 담으로 인한 질병에 속한다. 담이 사지의 경락에 있으면 혈액공급에 장애가 발생하여 사지가 저리고 손발이 찬 증상이 나타난다. 담이 혈맥에 있으면, 심장 자체에 혈액공급이 부족해져 심계, 심박동 이상, 흉통 등의 증상이 나타난다. 이 외에도 痰

> 濕의 탁한 기가 정상적인 정신활동을 방해하면, 끊임없이 중얼거리거나 우울해하거나 아무 이유없이 슬퍼하는 등 우울증과 같은 정신이상의 질병이 나타날 수도 있다. 한의학에서는 心이 정신을 주재한다고 인식하여 이와 같이 痰濁이 지나치게 왕성해서 발생하는 정신이상을 痰迷心竅라 한다.
> 元代의 朱丹溪는 "담이라는 물질은 기를 따라 오르내리면서 가지 않는 곳이 없으니 만병의 대부분은 담과 관련이 있다"고 하였는데, 한의학에서는 여러 방법으로도 치료가 되지 않는 질병과 괴질의 원인을 모두 담으로 돌리는 경향이 있다.

### (5) 침구요법과 기타요법

**① 침요법**

**㉮ 치료혈**

㉠ 기침(주로 만성기관지염) : 천돌(누르면 기침이 잘 남 - 해수점) + 폐수

㉡ 기관지천식 : 폐수 · 천돌 · 기사 · 욱중 10~15회 치유 후에도 재발방지를 위해 1회 / 2주 6개월간 치료
구역질 또는 심하부압통감 병발 시 + 거궐

㉢ 숨 찬 병 : 폐수, 화개(傍 욱중)

**㉯ 肺經의 혈위**

- 중부 : 폐 부위에 통증이 있을 때 이 부위가 압박감이 있다. 기침, 천식의 특효혈로서 뜸요법으로 효과가 있다.
- 운문 : 천식, 기침, 신경통에 매우 효과가 있는 부위이다.
- 척택 : 기침에 효과가 있고, 편도선염 또는 팔꿈치가 아플 때도 효과가 있다.
- 공최 : 폐와 대장의 급성 증상을 억제시키는 데에 매우 효과가 있다.
- 태연 : 폐 부위 질병을 막아내는 혈로서 기침, 가슴 부위 통증, 손발의 통증에 효과가 있다.
- 소상 : 급성의 발열증상과 목 안의 통증 등에 효과가 좋다.

**㉰ 肺經 이외의 천식 치료혈**

- 인영 : 고혈압과 천식에 대해서 효과가 있다.
- 부류 : 腎經의 혈로서 허약체질, 천식 등에 효과가 있다.
- 욱중 : 천식의 특효혈이다.
- 천돌 : 천식의 특효혈이다.

### ② 뜸요법

뜸은 세포의 면역기능을 높일 수 있고 부신피질 기능에도 영향을 미치므로 천식 발작의 억제에 효과적이다. 뜸치료는 자체 조절능력으로 표본을 함께 다스려서 치유의 목적을 이룰 수가 있다. 기본적으로는 배수혈과 임맥의 경혈에 시술하는데, 이들 혈위는 모두 오장육부를 조리하고 정기를 보강할 목적으로 임상에서 활용한다.

한편 삼복지간의 여름철에 고황 · 기해에 환농구법을 시행하는데, 1년에 1번씩 연속 3년을 1단계 치료과정으로 삼는다.

### ③ 첩부요법

천돌 · 전중 · 정천 등의 혈위에 누애콩 크기의 환(마황 · (법)반하 · 은행 각 10g, 백개자 · 정향 · 육계 각 5g을 분말)을 만들어 붙이고 참기름 2~3방울을 떨어뜨려 환이 적셔지게 한 후 4×4㎝ 크기의 반창고로 혈위에 고정시키고 24시간 후 제거한다. 고황과 기해혈에 추가해서 붙여도 가능하다. 소아에게 시행할 경우에는 붙이는 시간을 적절히 단축시켜 궤양을 방지한다.

## 7. 예후 및 관리

예후는 소아와 성인에서 모두 FEV1/FVC가 점차 감소되는 증거가 있으나 기도 개형에 의한 비가역적 기류폐쇄 발생에 어느 정도 관련이 있는지는 불분명하다. ICS(inhaled corticosteroids) 중단 시 증상과 기도과민성이 다시 악화되므로 양방의학의 고식적인 치료가 자연경과를 변화시키지 못한다. 단지, 감기나 폐렴은 천식의 급성 악화를 가져올 수 있기 때문에 독감 백신과 폐렴구균 백신의 접종을 고려해야 하며, 또한 알레르기비염, 식도염 및 기타 알레르기질환을 함께 앓는 사례가 많은데 이러한 동반 질환을 치료 및 관리하는 것도 천식을 조절하는 데 중요하다. 결국 천식은 완치를 목표로 하는 병이 아니라 반복되는 발작기와 완해기의 양상을 장기적으로 조절하는 질환으로 인식하고 정기적으로 진료를 받고 약물로 조절해야 하며 증상이 없더라도 이후 천식발작의 정도를 약화시킬 목적으로 일정기간 완해기 처방 및 지속적인 염증 조절제의 사용을 권고하고 있다. 연구에 따르면 증상이 없을 때도 꾸준히 염증 조절제를 사용한 환자가 증상이 있을 때만 치료를 받은 환자보다 천식으로 인한 전체 의료비용의 지출이 적고 사용하는 약의 양도 더 적다고 하였다. 이처럼 증상이 있을 때만 치료하면 훨씬 많은 양의 약이 필요할 뿐만 아니라 약에 대한 반응도 떨어지고 장기적으로 폐기능이 악화된다.

# 2장
# 알레르기비염

## 학습목적

알레르기비염의 정의, 발병기전 및 특징적인 증상을 이해하고 환자에 대한 진단, 관리 및 치료 능력을 배양한다.

## 학습목표

1) 알레르기비염의 정의 및 역학에 대해 설명한다.
2) 알레르기비염의 과민반응 기전 및 증상에 대해 열거한다.
3) 알레르기비염의 동서의학적 진단법 및 치료에 대해 열거한다.

# 1. 정의 및 역학

## 1) 정의

비염은 비강 점막의 염증을 가리키는데, 알레르기비염은 비강 점막의 염증이 다양한 알레르기항원에 대한 과민반응에 의하여 발생하는 것으로 정의할 수 있으며, 맑은 콧물, 재채기, 코막힘, 가려움증을 수반하는 Ⅰ형 과민반응성 질환이다(그림 6).

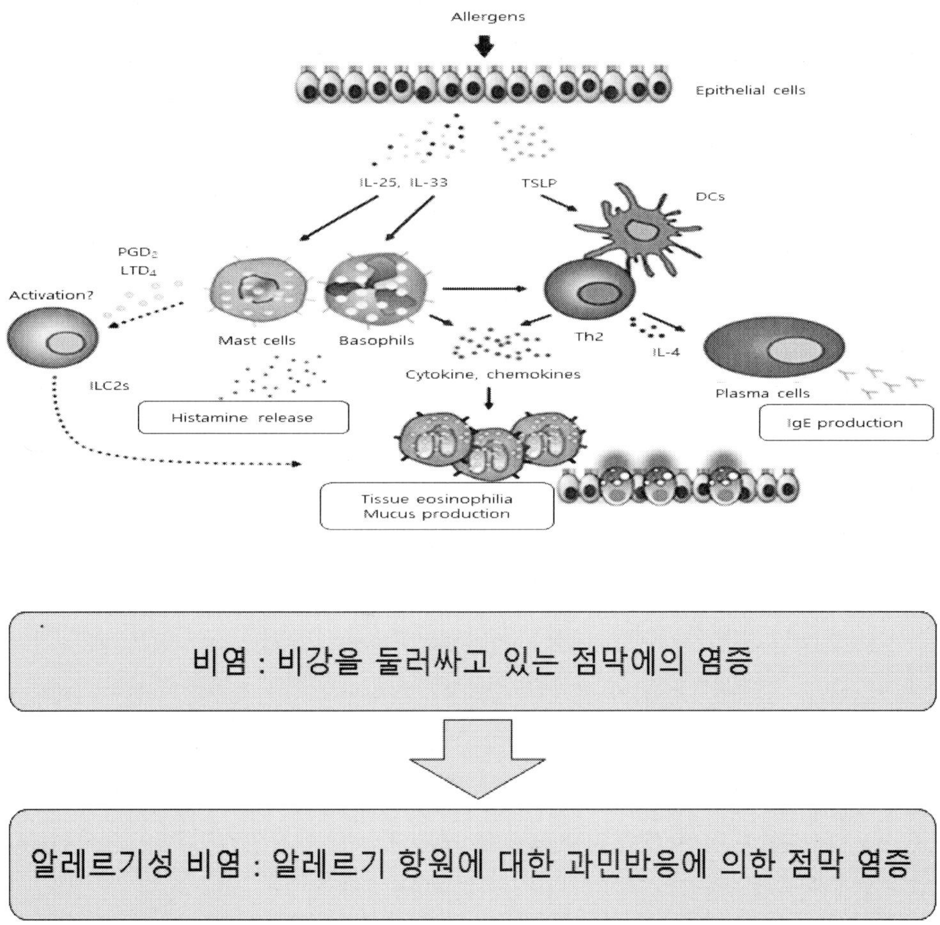


**그림 6. 알레르기성 비염**[2]

'꽃가루병'의 의학적 명칭은 '계절성 알레르기비염'이다. 이 증상이 일 년 중 특정한 기

2 대한천식알레르기학회. 임상의를 위한 진료가이드라인 알레르기비염. 메드랑. 2015:14-16, 18-24, 40. 김상하. 면역요법 update. 대한천식알레르기학회 추계학술대회. 2010:643 http://m.whosaeng.com/63999

간에만 발생한다는 의미에서 계절성이며 코에 염증을 잘 일으키기 때문에 비염이라고 하지만 일반적으로 꽃가루병이라고 부른다. 즉 아주 가볍고 공기 중에 떠다니는 알레르기항원(**aeroallergen**)에 노출된 뒤 그 물질에 대한 IgE 항체에 의해 발생하는 비점막의 알레르기성 염증 질환이다.

16세기 Valleriaus에 의해 알레르기비염에 대해 언급한 문서가 발견된 이래 1565년 Botallo가 알레르기비염 증상에 대해 'rose catarrh'라는 문구를 최초로 언급했다. 이후 1819년 영국의사 John Bostock에 의해 알레르기비염 증상을 'catarrhus aestivus(summer season catarrh)'라고 명명하고 이것이 매년 오래 반복되면 'hay fever'로 진행될 수 있다고 발표하였다. 그러나 당시에는 정확히 꽃가루가 알레르기비염의 원인이 된다는 것은 밝히지는 못했다. 19세기에 Nehemia Grew가 저술한 *The anatomy of plants*에서 꽃가루가 알레르기(화분증, pollinosis)의 원인이 될 수 있다고 처음 기술한 이후 1850년 독일에서 Philipp Phoebus가 날씨가 더워지면 꽃가루 알레르기 발병률이 증가한다고 발표하면서 처음으로 날씨와의 연관성에 대해 발표하고, 1859년 Charles Blackly에 의해 '꽃가루 알레르기' 증상이 명확히 서술되었다.

한의학에서는 알레르기비염의 특징적인 3대 증상들에 근거하여 '鼻鼽', '噴嚏', '鼻嚏', '鼻齆' 등의 범주에서 유사한 증후를 찾아볼 수 있다. 鼻鼽는 傷風이나 肺寒의 원인으로 鼻流淸涕하거나 혹은 鼻中에서 水가 나오는 것이라 하였으며, 嚏는 金 · 元四大家의 한 명인 劉河間이 '鼻中咽痒而氣嚏作于聽也'라 하여 상기도의 가려움증과 재채기를 특징으로 하는 알레르기비염의 증상과 유사한 내용을 설명하였다. 鼻齆은 鼻塞을 주증상으로 하는 질환으로 『素問』에서 발생과 기후변화와의 연관성을 기술하였고, 『直指方』에서 마찬가지로 肺가 風冷에 상하여 진액이 차가워짐으로써 특히 鼻의 기도를 막아 鼻氣不宣하여 냄새를 맡지 못한다고 하였다. 또한 『醫學入門』에서는 鼻塞이 만성화된 것은 '火鬱淸道'의 병리기전에 따라 오래되어 약간만 風寒邪氣에 감촉되어도 즉시 鼻塞이 나타날 경우의 치법으로 淸金降火法을 제시하였으니 만성염증성 질환의 일종이라는 알레르기비염의 서양의학적 병리와 유사한 점을 찾을 수 있다.

### 2) 역학

알레르기비염의 유병률은 전 인구의 10~25%를 차지하는 매우 흔한 질환이며, 청소년기에 유병률이 높고 성인보다는 소아에서 여아보다는 남아에서 더 많이 발생하고 항원에 대한 감작은 소아기에 발생하는 것으로 추정된다.

알레르기비염의 발생에 인종과 사회 · 경제적 요소는 큰 관계가 없다. 알레르기질환

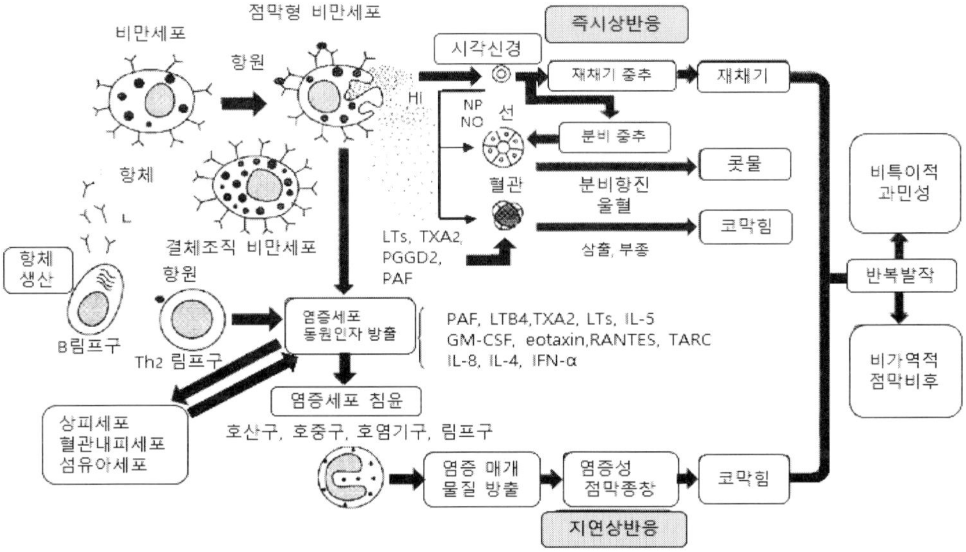


**그림 7. 알레르기비염의 작용기전**

은 유전적 소인이 있는 것으로 알려져 왔으며, 부모 중 어느 한 쪽이 알레르기질환이 있을 때 약 50%, 부모가 모두 알레르기질환이 있을 때 약 75%에서 자식에게 알레르기질환이 나타난다. 반면, 부모 모두가 알레르기질환이 없을 때는 10~15% 정도에서 자식에게 알레르기질환이 나타나는 것으로 알려져 있다.

## 2. 코 알레르기반응

알레르기비염은 IgE 항체를 매개로 하여 발생하는 과민반응으로 알레르기항원에 노출되면 비강점막이나 상기도 부근의 림프조직에 존재하는 Plasma cells에서 IgE 항체가 생성된다. 생성된 IgE 항체는 조직의 mast cells이나 혈류 내 basophils과 결합하고 있다가 다시 알레르기항원이 체내에 들어오게 되면 특이 IgE 항체와 결합하게 되고 새로 생성되거나 이전에 생성되었던 매개물질들과 cytokines이 분비되면서 이것들에 의해 혈관투과도 증가, 국소적 부종이 발생하는 등 초기와 후기 알레르기반응이 발생하게 된다. 초기반응은 알레르기 노출 수분 후에 발생하며, 알레르기질환을 갖는 환자의 약 50%에서 4~6 시간 후에 후기반응을 경험하게 된다.

## 3. 증상 및 증후

꽃가루병의 증상들은 코, 목, 눈에 국한된 국소적인 알레르기반응의 결과로 나타나며 공기 중의 특정한 알레르기항원으로 인해 한 번이라도 알레르기가 발생하면, 그 뒤로는 문제의 알레르기항원과 접촉할 때마다 면역체계의 세포가 자극되어 히스타민과 기타 화학물질들이 분비된다. 이것들은 코, 목, 눈에 있는 모세혈관을 확장시키고 혈액이 빠져나오기 쉬운 상태로 만든다. 그렇게 되면 눈, 코, 목이 가렵고 눈물이 흐르며 염증이 발생(결막염)하고, 코가 막히거나 물처럼 흐르는 콧물과 재채기가 나오는 것(비염)이 보통이다. 또한 코가 막히면 합병증으로 후각과 미각을 상실할 수 있고 부비동 안쪽이 붓고 염증이 생겨(부비동염) 눈 밑이 어두워지게 된다. 이런 증상들이 있으면 환자는 피로, 무기력, 조급함(활기를 잃고 짜증) 등으로 일상생활에 심각한 장애를 경험하며 천식이 있을 때는 악화된다. 이런 증상들은 특징적으로 찬바람에 노출되거나 아침에 일어나서 발생하며 오후가 되면 증상이 사라진다.

많은 알레르기비염 환자가 일반적으로 한 종류 이상의 꽃가루에 대해 알레르기를 보이는 사례가 많고, 계절성 및 통년성 특이 항원에 감작된 환자이더라도 항원 노출 양상에 따라 증상이 다양하므로 실제 증상은 차이가 있을 수 있다. 이에 따라 최근 임상에서는 알레르기비염을 증상의 기간에 따라 간헐성 · 지속성, 그리고 증상 정도에 따라 경증 · 중등증 · 중증으로 분류하여 치료한다.

**수양성 비루, 재채기, 비폐색**을 알레르기비염의 3대 주증상이라고 하며 이 중에 2가지 이상의 증상이 나타난다면 알레르기를 의심할 수 있다. 그 밖의 증상으로는 비소양감, 후각감퇴, 두통 등이 있을 수 있다. 합병증으로 부비동염이나 중이염, 인후염 등이 동반된다면 농성 비루, 후비루, 이통, 청력감퇴, 인후두 소양감, 이물감 등 다양한 증상을 보일 수 있으며, 다른 알레르기질환과 동반된 경우가 많아 천식이나 아토피피부염, 결막염의 증상이 함께 나타날 수 있다. 이학적 소견상 비강 내 비강점막의 창백 부종 및 수양성 또는 점액성 비루를 보이는 것이 특징적인 소견이나 개인차가 많고 같은 환자에서도 알레르기항원의 노출 여부, 비특이적 자극 여부 등에 따라 수시로 소견이 달라질 수 있다. 코 부위의 가려움증 때문에 코 부위를 자주 부비게 되는데 이를 'allergic salute(알레르기 경례)'라고 하고 이 때문에 콧등에 주름이 생기게 된 것을 'nasal crease(코주름)'라고 한다. 그 외에 눈 밑의 피부가 보라색으로 변하는 'allergic shiner(알레르기 그림자)', 비점막이 부어 올라 코를 통한 호흡이 안 되기 때문에 입을 벌리고 호흡하는 'adenoid face(아데노이드성 얼굴)' 등을 볼 수 있다.

계절성 비염은 주로 수목, 목초, 잡초 등의 꽃가루에 노출되어 해당 꽃가루가 날리는

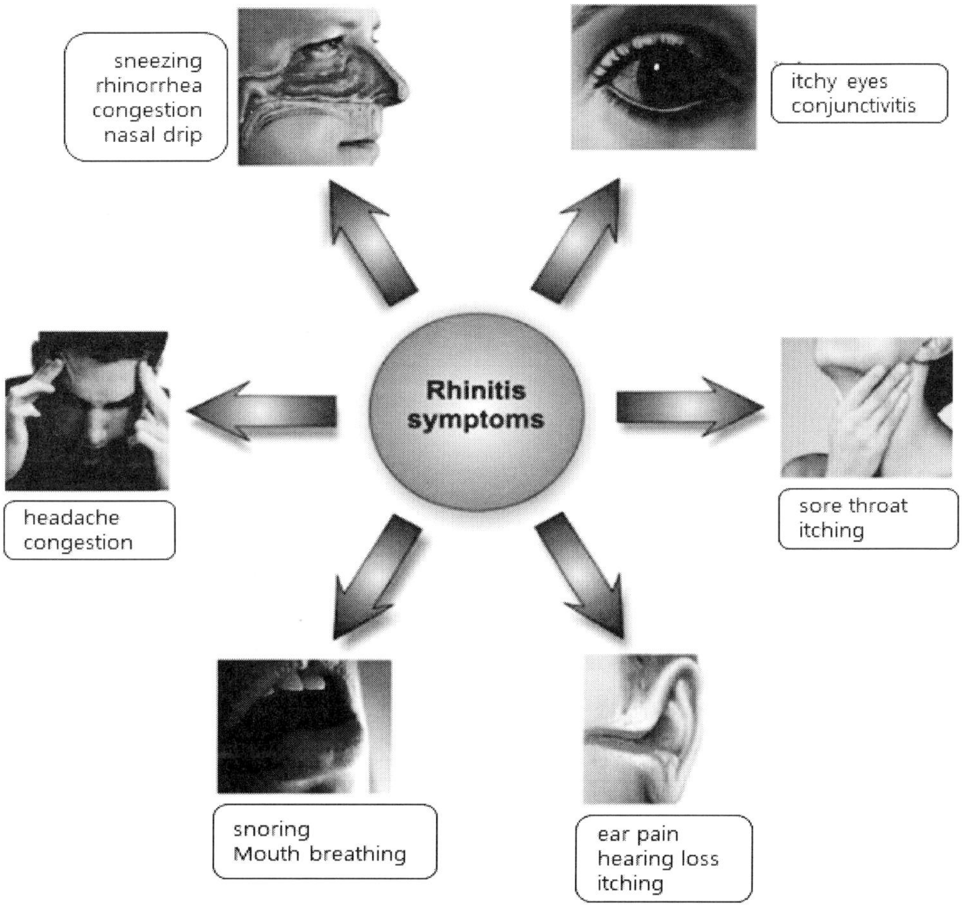


**그림 8. 알레르기비염 증상**[3]



시기에만 증상을 호소한다. 수목은 주로 봄철에, 목초(잔디)는 여름에, 잡초 꽃가루는 가을철에 증상을 나타내는데, 여러 종류의 항원이 원인이 될 수 있으며 계절이 바뀌어 꽃가루의 종류가 바뀌면 증상이 변하기도 한다. 꽃가루병의 증상이 사철 내내 계속되는 것을 통년성 알레르기비염이라 하며 원인은 주로 집먼지진드기나 바퀴벌레, 곰팡이, 애완동물 알레르기항원이다.

3 http://www.nih.go.kr/CDC/cms/content/25/18025_view.html
https://www.sciencedirect.com/science/article/pii/S1567576911002785

## 4. 알레르기비염의 진단

대부분의 알레르기비염 환자는 자신이 코감기에 자주 걸린다고 생각하나 물처럼 흐르는 맑은 콧물과 함께 코 가려움, 재채기, 코막힘을 호소하면서 이러한 증상 중 2개 이상이 거의 매일 1시간 이상 지속되면 알레르기비염을 의심할 필요가 있다. 코가 가장 심하게 막힐 때는 누웠을 때고 재채기와 콧물과다는 아침에 깨어났을 때가 가장 심하다.

이외에 눈이나 코 또는 입천장에 가려움증을 느끼는 경우도 있고 눈물이 나오거나 눈이 충혈되고 눈꺼풀이 붓는 등 알레르기결막염의 안구증상이 함께 나타나기도 한다. 시간이 지나면서 이차적 증상들이 나타나기도 하는데 미각 또는 후각기능이 감소하거나 소실되기도 한다. 오래되면 두통이나 얼굴에 통증을 호소하고 콧물이 목으로 넘어가는 현상(후비루)이 나타나며 이로 인해 기침을 호소할 때도 많이 있다. 이러한 증상이 야간에 나타나면 수면장애를 호소하기도 한다.

비염을 장기간 앓는 소아는 눈 밑의 피부가 보라색처럼 어두운 색으로 변하는데, 이것은 코점막의 부종으로 인한 정맥의 울혈 때문이다. 또한 코가 몹시 가려워서 코를 아래에서 위로 문지르게 되는데 그 모습이 영국 기마병이 경례하는 모습과 비슷하다 하여 이를 '알레르기 경례'라고 부른다. 그러나 같은 증상이라도 우리나라 소아들은 대개 코를 좌우로 문지른다. 그러다보니 코를 비벼서 콧등의 아랫부분에 수평 방향으로 주름이 잡히는 사례도 많다. 코가 막히는 증상이 심해지면 코로 호흡을 제대로 못해서 입을 벌리고 숨을 쉬게 되는데, 이처럼 입을 벌리고 있는 특징적인 얼굴 모양을 '아데노이드성 얼굴'이라고 부른다.

하지만 증상이 한쪽 코에 국한되거나 다른 증상 없이 코막힘만 있을 때, 콧물에 고름이 섞여 나올 때, 콧물이 밖으로 흘러내리지 않고 후비루만 있을 때, 코에 통증이나 비출혈이 동반될 때는 다른 비염 질환과의 감별이 필요하다.

**감별해야 할 다른 원인에 의한 비염**은 다음과 같다.

① 감염성 비염 : 알레르기비염에 비해 증상이 서서히 나타나고 발열 등 전신증상이 동반되는 경우가 많다. 급성은 대부분 바이러스성인데, 간혹 세균성일 때도 있다. 2주 이상 지속되는 만성은 세균성, 진균성, 면역결핍 등이다.

② 비알레르기성 호산구성 비염 : 혈청 특이 IgE 항체검사에서 음성반응이다.

③ 비알레르기성 호중구성 비염 : 혈청 특이 IgE항체검사에서 음성반응이다.

④ 약물유발성 비염 : 고열압약, 코카인, 피임약 등과 비염치료를 위한 과도한 비염스

프레이 사용 등에서 나타난다.

⑤ 혈관운동성 비염

⑥ 위축성 비염

⑦ 호르몬성 비염 : 비점막의 울혈은 estrogen의 양과 관계가 있으므로 임신 말기와 월경 직전에는 비울혈에 의한 코막힘을 호소할 수 있다

⑧ 특발성 비염

그 외에도 감정적 요인이나 갑상선기능저하증 등도 알레르기비염과 감별해야 한다. 또한 알레르기비염은 비부비동염, 중이염, 천식 등이 동반될 수 있으므로 이에 대한 확인도 필요하다.

알레르기비염은 알레르기 피부시험, 특정 알레르기항원에 대한 IgE를 측정함으로써 알레르기 원인 항원을 확인하여 진단한다. 이 외에도 코 내시경 검사에서 특징적인 소견으로 코 점막이 붓고 창백해진 소견, 수양성 또는 점액성의 분비물 등을 관찰할 수 있고, 부비동염의 동반 유무 및 해부학적 이상 소견을 확인하기 위하여 방사선 검사를 할 수도 있다.

**◈ 부비동염**

코 주위에는 얼굴뼈 속에 빈 공간이 작은 관을 통해 콧속 공간과 연결되어 있는데 이를 부비동이라고 한다. 부비동은 호흡을 통해 들어온 공기를 적정한 온도로 변화시키며 환기 기능을 가지고, 콧속을 건조하지 않게 하며, 두개골의 무게를 가볍게 하고 완충작용을 하여 두개골 내에 있는 뇌를 외부 충격으로부터 보호해주는 중요한 역할을 담당한다.

부비동염이란 어떤 원인으로든지 비강으로 통하는 자연 배출구가 막혀 부비동 점막이 비후되고, 분비물이 고이고 염증이 발생하는 것을 통칭하는 말이며, 흔히 축농증으로 불린다. 비염이 장기간 지속되면 부비동 점막의 염증으로 이어지거나 부비동과 연결된 작은 관이 막혀서 배출되지 못하고 고인 분비물에서 이차적인 세균감염이 발생할 수 있다.

부비동염은 알레르기비염 환자에서 자주 동반되는 질환으로 급성기에는 두통과 미열이 있으며, 코막힘, 콧물, 얼굴 부위의 통증 등의 증상이 나타날 수 있고, 만성기에는 지속적인 누런 콧물, 후비루, 코막힘 등이 지속되다가 더 진행하면 후각 감퇴, 집중력 감퇴, 만성 두통 등의 증상이 나타날 수 있다. 특히, 감기 증상으로 시작하였다가 증상이 호전되지 않고 2주 이상 감기 증상이 지속되면서 누런 콧물과 코막힘이 심해진다면 부비동염을 의심해 보아야 한다.

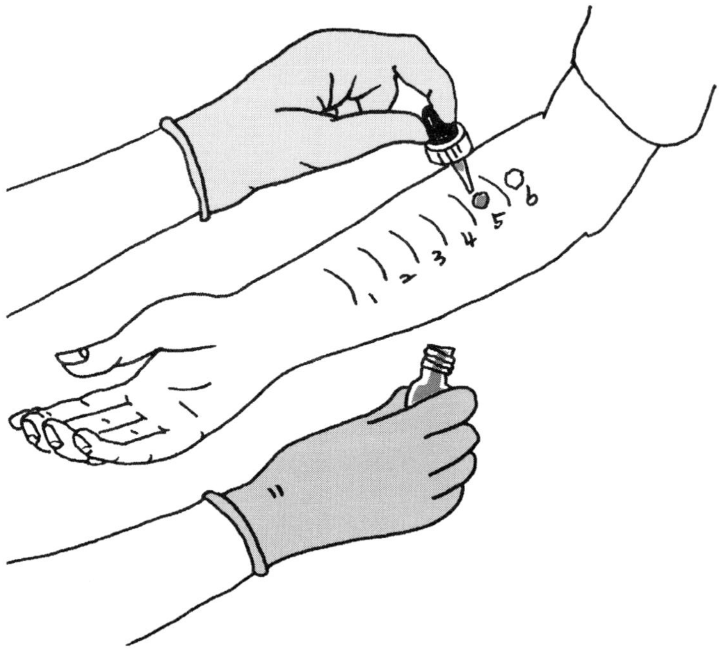

**그림** 9. **피부 단자 시험**[4]

알레르기비염의 전문검사법[5]은 다음과 같다.

① 말초혈액 총 호산구수 검사 : 호산구수 증가는 질병의 중증도와 상관관계가 있음

② 비즙 도말검사 : 호흡기 알레르기의 국소 호산구수가 증가하는 특징과 연관관계가 있음

③ 혈청 총 IgE 측정 : 알레르기 기초검사 중의 하나

④ 특이 IgE 항체 검사 : 알레르기비염의 진단이 불확실한 경우(ex. 피부 단자 시험)

## 5. 알레르기비염의 치료

알레르기비염의 치료목적은 첫째, 증상을 소실시켜 일상생활에서의 불편함을 없애는 것, 둘째, 증상이 지속적으로 안정되고 급성발작의 빈도가 낮은 상태로 유지하는 것, 셋째, 항원유발반응이 없거나 경도인 상태로 유지하는 데 있다.

알레르기비염의 치료에는 원인 항원이나 자극요인의 **회피 및 환경관리**, **약물요법**, **면**

---

4 대한천식알레르기학회. 임상의를 위한 진료 가이드라인 알레르기 비염

5 대한천식알레르기학회. 임상의를 위한 진료 가이드라인 알레르기 비염

**역요법** 등이 있으며, 회피요법은 원인 항원을 회피하거나 증상을 유발하거나 악화시키는 일반적인 자극요인 즉 찬 공기, 매연, 황사, 담배연기, 기타 자극제, 악화 약물 등을 회피하는 것인데 반드시 환경관리를 함께 진행해야 효과적이다. 하지만 미세한 흡입 항원을 회피하는 것이 실제적으로 쉽지 않고, 집먼지진드기나 애완동물 등을 회피하는 것만으로는 크게 효과가 없다고 밝혀져 적절한 약물요법을 병행하는 것이 꼭 필요하다.

면역요법을 진행할 때도 확실한 효과가 나타나기 전까지는 약물요법을 병행해야 알레르기비염을 효과적으로 조절할 수 있다.

### 1) 회피 및 환경관리

알레르기비염의 치료는 약물과 더불어 환경관리를 통하여 질환을 악화시키는 원인물질과 악화인자를 회피하거나 줄여야 한다. 원인 항원을 피하는 것은 알레르기질환의 치료에서 일차적이고 기본적인 중요한 치료법이다. 원인 알레르기항원에 노출되거나 감기, 운동, 자극성 가스나 먼지, 담배연기, 매연이나 공해, 찬 공기나 저기압 등의 기후 요소, 특정 약물섭취, 심지어 정신적 스트레스에 의해서도 증상이 악화될 수 있으므로 이를 잘 조절해야 한다.

알레르기항원은 실내 항원과 실외 항원으로 구분되며, 최근 산업이 발달하고 생활 방식과 주거 환경이 변화함에 따라 항원의 종류는 더욱 다양해지고 있다.

#### (1) 실내 항원

실내 항원으로는 집먼지진드기, 바퀴벌레, 애완동물뿐만 아니라 계절마다 날아드는 꽃가루와 곰팡이 포자, 가스레인지나 난방기구를 사용할 때 발생하는 질산가스와 아황산가스, 담배연기, 페인트와 방향제 같은 자극성 물질들이 있다. 우리나라의 천식 또는 알레르기비염 환자의 상당수는 집먼지진드기의 사체와 분비물 때문에 증상이 악화되는데, 이는 전 세계적으로도 알레르기질환의 가장 중요한 항원으로 알려져 있다.

#### (2) 실외 항원

집 밖에는 우리 자신의 힘으로는 해결하기 어려운 알레르기항원과 증상 유발인자들이 많이 존재한다. 가장 널리 알려진 실외 항원으로는 꽃가루가 있으며, 찬공기, 매연, 세균, 황사, 기압, 습도 등도 이에 속한다. 특히 호흡기 알레르기와 깊은 연관이 있는 대기오염 물질로는 연료가 타면서 발생하는 아황산가스와 이산화질소, 미세분진 등이 있다.

알레르기비염 환자의 주위 환경관리는 실내를 서늘하고 습하지 않게 유지하며 자주 청소를 하여 깨끗한 환경을 유지하여야 한다. 실내 습도는 40~50%로 유지하는 것이 좋으며 이를 위해 습도가 높은 여름철에는 제습기나 에어컨을 적절히 이용하여 습도를 조절하고 제습기나 에어컨은 정기적으로 청소한다. 청소 시에는 집 안에 있지 말고 부득이하다면 먼지 제거용 마스크 착용을 권장하며 물걸레나 필터가 장착된 진공청소기를 사용하여야 효과적이다. 카펫, 천 소파, 커튼 등을 사용하지 말고, 먼지가 많은 담요, 의복, 침구는 자주 자외선 소독을 하거나 옷장, 벽장 등에 보관한다. 침구는 집먼지진드기의 통과를 막을 수 있는 재질의 커버를 씌우며, 커버나 천으로 된 침구류는 주 1회 정도 섭씨 55℃ 이상의 뜨거운 물로 세탁한다. 베갯속은 메밀이나 수수와 같은 식물성 재료나 오리털 등을 넣은 것은 사용하지 말고 합성수지나 특수 재질로 만든 것을 사용하는 것이 좋고, 베갯잇 또한 자주 세탁하여 사용해야 한다.

털이 있는 애완동물은 기르지 않으며 부득이하다면 환자와 격리하고, 난방 및 취사 시에 배출되는 자극적인 냄새(스프레이, 도시가스 등)와 담배연기 등을 피한다.

**◈ 집먼지진드기를 줄이는 방법**

- 실내온도를 25℃ 이하, 상대습도를 55% 이하로 유지한다.
- 물걸레, 필터가 장착된 진공청소기 등으로 집 안 청소를 자주하여 먼지를 제거한다.
- 옷, 이불, 베개 커버 등은 주 1회 55℃ 이상 뜨거운 물로 세탁한 뒤 햇볕에 말린다.
- 천 소재 인형 등도 자주 세탁하거나 뚜껑이 있는 보관함에 보관한다.
- 매트리스는 특수 천이나 비닐커버로 씌운다.
- 베갯속은 합성수지 소재를 사용한다.
- 카펫, 천소파는 교체하고 커튼은 물세탁이 가능한 것으로 하거나 교체한다.
- 실내에서 애완동물을 기르지 않는다.

**◈ 바퀴벌레 항원을 줄이는 방법**

- 실내환기를 잘 하고 상대습도를 낮춘다.
- 음식물쓰레기는 새지 않는 봉지나 용기에 넣어 처리한다.
- 남은 음식물은 새지 않는 용기에 뚜껑을 덮어 보관하거나 냉장고 안에 넣어 둔다.
- 식사 뒤 식기류를 오래도록 씻지 않은 채로 놓아 두지 않는다.
- 파이프 주변 등 바퀴벌레가 집 안으로 들어오는 입구를 차단한다.
- 바퀴벌레 살충제를 사용한다.

**◈ 곰팡이 포자를 없애는 방법**

- 집 안의 상대습도를 50% 이하로 유지한다.
- 곰팡이가 자랄 수 있는 장소를 표백제로 청소하고 곰팡이 억제제를 도포한다.
- 주방이나 욕실이 환기가 잘 되게 한다.
- 집 안에 썩은 음식물이나 과일 등을 두지 않는다.
- 가습기는 매일 깨끗이 세척한 뒤 사용한다.
- 에어컨을 정기적으로 점검, 관리한다. 냉각기능을 끈 다음 30분 정도 더 작동시키면 기계를 건조시켜 곰팡이 증식을 예방할 수 있다.
- 세탁한 옷은 완전히 건조하여 옷장에 보관하고, 벽장 안에 제습용품을 설치한다.
- 실내에 화분을 적게 두고, 침실에는 식물을 두지 않는다.
- 집 안에 물이 새는 곳을 점검, 수리한다.

**◈ 꽃가루와 접촉을 피하는 방법**

- 원인 꽃가루 철(봄 : 나무, 여름 : 목초(잔디), 가을 : 잡초)에는 되도록 외출을 삼간다.
- 하루 중에는 이른 아침이나 늦은 저녁 시간을 피한다.
- 외출할 때는 마스크를 착용한다.
- 외출 후 실내에 들어갈 때는 옷을 털거나 겉옷을 갈아입는다.
- 꽃가루 철에는 빨래를 옥외에 널어 말리지 않는다.
- 집과 자동차의 창문을 닫고 에어컨 등으로 환기를 한다.

**◈ 기타**

- 집 안에서는 절대 금연한다.
- 석유 또는 가스를 연료로 하는 난방기구를 사용하지 않는다.
- 가스레인지를 사용한 뒤에는 철저하게 환기한다.
- 광택제나 방향제로 쓰이는 스프레이제제를 사용하지 않는다.
- 대기오염 시 불필요한 실외운동은 삼간다.
- 담배연기나 공해가 심한 곳은 가급적 가지 않는다.

### 2) 약물요법

최근 알레르기성 질환의 치료에 많은 약물들이 개발되고 있으며, 이 약물들은 부작용을 최대한 줄이면서 재채기나 콧물, 코막힘 등의 증상은 효과적으로 감소시킨다. 그러나 아직까지 서양의학적으로 알레르기비염을 완치시킬 수 있는 약물은 없다.

현재 알레르기비염에 사용하는 약제는 증상 정도에 따라 다양한 조합으로 치료하지만 항히스타민제와 국소 스테로이드제를 가장 많이 사용한다.
항히스타민제는 가장 흔히 사용되며 콧물과 재채기에 효과적이나 코막힘에는 효과가 떨어지는 편이고, 또 졸음, 입 마름, 변비 등의 부작용이 있다. 그래서 최근에는 이런 부작용이 적은 2세대 항히스타민제를 많이 사용하면서 일상생활에 거의 지장을 주지 않고 알레르기비염을 치료할 수 있다.
코의 알레르기 염증 조절을 위해서는 스테로이드를 사용하며, 비강 스프레이제제로 사용하면 경구용을 사용할 때 생길 수 있는 심각한 부작용 없이 코 점막의 염증이나 과민성을 줄일 수 있다. 따라서 중등증 이상의 비염이나 지속성 비염에서 비강 스프레이를 우선적으로 사용해 볼 수 있다. 그러나 장기간 사용하면 비중격에 약물이 축적되어 점막에 궤양이 생길 수 있다. 이것을 예방하기 위해 스프레이를 뿌릴 때 양쪽 코의 바깥쪽으로 분무해야 하며 분무하는 콧구멍의 반대편 손으로 뿌리는 방법으로 어느 정도 해결할 수 있다.

**표 7. 알레르기비염 치료에 사용하는 약제와 효과**

| | 코 가려움 / 재채기 | 콧물 | 코막힘 | 후각 |
|---|---|---|---|---|
| 항히스타민제 | +++ | ++ | ± | |
| 국소 스테로이드제 | +++ | +++ | ++ | + |
| 전신 스테로이드제 | +++ | +++ | +++ | ++ |
| 크로몰린제 | + | + | ± | |
| 항콜린제 | | +++ | | |
| 충혈제거제 | | | +++ | |

+ : 강도 1, ++ : 강도 2, +++ : 강도 3, ± : 일부에서만 효과

### 3) 면역요법

면역요법은 환경관리 및 회피요법, 약물요법과 더불어 알레르기질환을 치료하는 방법 중 한 가지로 알레르기질환을 앓는 환자에게 원인 항원을 낮은 농도부터 소량씩 반복 투여하여 원인 항원에 대한 감수성을 약화시켜 증상이 호전되도록 유도한다. 환자에게 아주 작은 양의 알레르기항원을 투여하기 시작하여 점차 양을 늘려가는 방법으로 보통 피하주사로 투여하지만 최근에는 설하면역치료가 도입되어 사용되고 있다.

현재 알레르기비염, 알레르기결막염, 천식, 벌독 알레르기 등의 질환 치료에 이용하고 있다. 그러나 심한 알레르기반응을 일으킬 수 있으므로 원인이 되는 항원이 확인되고 장기적으로 원인 항원을 회피하기 어려워 지속적으로 노출될 가능성이 높거나, 기존의 약물치료에 잘 반응하지 않을 때, 약제를 정해진 용법대로 꾸준히 사용하지 못할 때 이용할 수 있다.

### (1) 설하면역요법

소량의 항원을 매일 혀 밑에 투여해 몸 안의 알레르기 물질에 대한 내성을 증가시킴으로써 알레르기질환을 치료하고 예방하는 치료법으로, 피하주사 방법의 번거로움이나 과민성 쇼크와 같은 부작용을 줄일 수 있어 환자 스스로 집에서 간편하게 사용할 수 있다.

### (2) 피하면역요법

소량의 알레르기항원을 1주일 간격으로 점차 용량을 늘려 2~3개월 뒤 유지 용량에 도달한다. 유지 용량에 도달하면 한 달에 한 번씩 반복 투여하여 알레르기항원에 노출되어도 더 이상 알레르기반응을 나타내지 않는 상태를 유지한다.

이것은 80~90%의 환자에게 효과가 있으며, 계절성 알레르기비염이거나 면역치료에 사용된 항원의 종류가 적을수록, 치료 전 중증도가 가벼울수록, 연령이 낮을수록 효과가 좋다. 하지만 5세 이하의 영유아, 임산부, 심한 면역질환, 악성 종양 동반, 심한 고혈압 환자, 관상동맥 질환자, 중증 천식 환자에게는 금한다.

면역치료는 6개월 이내에 효과가 나타나지만 적어도 3~5년 이상 지속적으로 시행한다. 종료시기는 대개 면역치료로 증상이 소실되어 약 1~2년 이상 지속한 시점을 기준으로 고려하며, 그 이상 치료를 지속하기도 한다. 알레르기비염을 면역치료할 경우에도 초기에는 약물치료를 반드시 병행해야 하며 증상이 감소하면 조금씩 약제를 줄이다가 최종적으로 약제를 끊는 방법이 가장 안전하다.

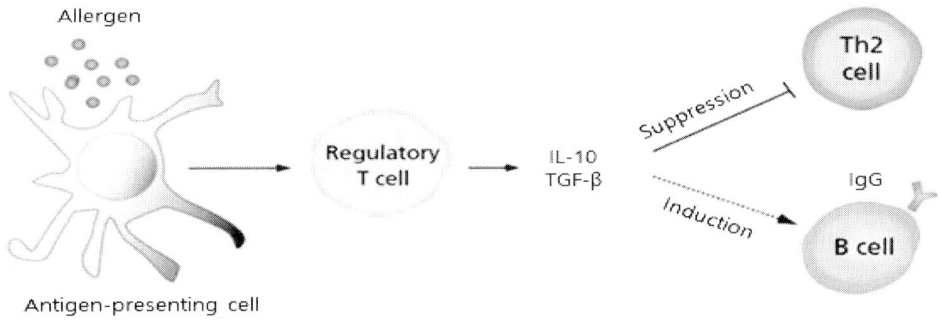


**그림** 10. **면역조절 기전**

### 4) 한의학적 치료

현재까지 서약의학에서는 알레르기비염이 약제나 수술 등 기존의 치료에 의해 증상이 어느 정도 조절될 수는 있어도 완치가 어렵다는 사실 때문에 실제 임상에서는 알레르기항원에 대한 회피요법의 중요성을 강조하고 있고, 치료는 대증요법으로 증상의 완화에 치중하고 있다.

한의학에서는 변증을 통한 알레르기비염의 근본적인 치료를 목표로 하고 있으며, 특히 재발을 막기 위해서는 알레르기비염의 면역학적인 기전을 되돌리는 근본치료법이 필요하다. 한의학에서는 인체를 구성하는 五臟六腑의 기능적 균형을 중시하며 이 가운데서도 비염과 관련해서는 肺 · 脾 · 腎 및 肝이 중요하다. 肺는 宣發肅降과 通調水道의 기능을 통해서 호흡기계를 총괄하고, 脾는 면역력 증진과 관련하여 後天之氣를 생산하는 運化水濕의 기능을 통해 水穀之氣를 소화흡수하고 영양공급을 원활하게 함으로써 정상적인 면역기능은 물론 이와 관련 있는 여러 가지 대사 호르몬의 작용이 제대로 기능하게 한다. 또한 腎은 腎主液이라고 하여 인체의 진액을 담당하며 蒸騰氣化작용으로 수분대사에 관여함으로써 수분대사의 역할이 관련된 비염에서 중요한 장기이다. 더불어 알레르기비염이 정서적인 문제로 인해 호르몬이나 신경학적인 교란을 일으킴으로써 발생한다는 설에 따라 疏泄作用이라는 기혈순환의 역할과 정서적 역할을 담당하는 장기인 肝도 영향을 미칠 수 있다. 따라서 장부학적 병인병리로 肺氣虛弱으로 感受風寒하는 型, 脾氣虛弱(肺脾虛弱, 水濕犯鼻)으로 인한 水濕停滯型, 腎元虛損型(肺脾虛弱, 肺氣虧虛, 肺失溫煦) 등으로 구분하여 각각 溫補肺臟 祛風散寒法(**溫肺止流丹加減, 玉屛風散合蒼耳子散加減**), 健脾補肺斂氣 祛風利竅法(**補中益氣湯加辛

**夷 五味子 訶子, 小青龍湯加味** 혹 **四君子湯加辛夷 五味子 訶子**, 소아에게는 **四苓白朮散**), 益腎壯陽 補腎納氣法(**金匱腎氣丸加減, 八味地黃丸合葛根湯加川芎 辛夷, 六味地黃丸合葛根湯加川芎 辛夷**, 脾腎陽虛에는 **右歸丸**)으로 치료한다. 총괄하면, 알레르기비염의 치료에 있어서 수분대사조절이 중요하며 이러한 수분대사는 체온조절 및 면역력과도 관련이 있으므로 이상의 장부기능을 조정함으로써 수분대사조절 및 체온조절 등을 통한 인체균형과 비정상적으로 발동된 면역의 교정을 시행한다. 즉, 단일 비염증상을 완화시켜주는 대증요법이 아니라 환자의 다양한 증상과 신체상황을 고려하여 변증하고, 근본적으로 비염이 완치 될 수 있도록 전반적인 인체의 생리기능 회복과 왜곡된 신체 상황을 조정해주는데 그 역할이 있다.

### (1) 변증시치

#### ① 腎氣不足 肝氣鬱滯

- 증상 : 코점막이 암홍색 혹 자색, 코가 가렵고 재채기, 대량의 맑고 끈적한 콧물, 눈과 목이 가렵고 눈물, 胸脇脹滿 胸悶煩躁, 어지럽고 뇌가 부푼 느낌, 腰痠背痛 肢冷, 夜尿多, 少腹隱痛 經行量少, 면색이 어둡고 舌胖暗 脈弦細
- 치법 : 疏肝補腎 活血養血 祛風利竅
- 처방 : 逍遙散, 通竅活血湯, 金匱腎氣丸

#### ② 脾肺氣虛

- 증상 : 코점막이 창백 혹 담백색이고 위축, 코가 가렵기 시작해 눈과 목과 귀로 이어짐, 재채기와 콧물이 아침 기상했을 때 심함, 乏力 氣短 身體瘦弱, 피부건조 혹 胸悶哮喘 怕冷, 舌淡胖 脈濡緩
- 치법 : 培土生金 散風利竅
- 처방 : 玉屛風散, 八珍湯

#### ③ 陰陽兩虛 氣血不足

- 증상 : 코점막이 담홍색 혹 분홍색, 코가 가렵기 시작해 인후와 귓속으로 이어짐, 재채기와 콧물이 이어짐, 乏力 食少, 中脘作脹, 口咽乾燥 喉痒乾咳, 頭暈耳鳴, 때때로 顴紅煩熱 手足心熱, 舌淡紅少苔 脈細
- 치법 : 祛風通竅 滋陰養血 攝津固表
- 처방 : 荊防敗毒散, 百合固金湯, 六味地黃湯

### ④ 風寒內襲 肺脾腎陽損

- 증상 : 코점막이 어두운 회색 혹 어두운 쪽빛, 인후가 가렵고 기침, 乏力 動則氣短, 易腹瀉 食後腹脹, 腰痠怕冷, 頭暈耳鳴 혹 口中異味, 舌淡胖 苔薄白 脈濡緩
- 치법 : 疏散風寒 溫肺腎 升脾陽
- 처방 : 溫肺止流丹, 補中益氣湯, 右歸丸

### ⑤ 肺脾虧損 濕熱內生

- 증상 : 비점막이 붉고 윤기가 나거나 腫脹, 인후가 건조하고 가려우며 기침, 胸悶 혹 哮喘, 腹脹, 口中異味 脣舌乾燥, 便乾, 눈과 피부의 가려움, 舌淡紅而胖 苔薄膩或微黃 脈緩或浮數
- 치법 : 疏散風熱 清熱解毒 健脾化濕
- 처방 : 普濟消毒飮, 蔘苓白朮散

**표 8. 변증에 따른 치료 처방**

<table>
<tr><th>폐</th><th>비</th><th>신</th><th>기타</th><th>치법</th><th>처방</th></tr>
<tr><td colspan="2">肺脾氣虛</td><td></td><td></td><td>培土生金,<br>散風利竅</td><td>玉屛風散,<br>八珍湯</td></tr>
<tr><td colspan="2">肺脾虛損</td><td></td><td>濕熱內生</td><td>疏散風熱,<br>清熱解毒,<br>健脾化濕</td><td>普濟消毒飮,<br>蔘苓白朮散,</td></tr>
<tr><td colspan="3">肺脾腎陽損</td><td>風寒內襲</td><td>疏散風寒,<br>溫肺腎,<br>升脾陽</td><td>溫肺止流丹,<br>補中益氣湯,<br>右歸丸</td></tr>
<tr><td colspan="2">콧물, 비점막의 문제,<br>食後腹脹</td><td>腰痠怕冷</td><td>頭暈, 耳鳴</td><td></td><td></td></tr>
<tr><td colspan="4">陰陽兩虛, 氣血不足</td><td>祛風通竅,<br>滋陰養血,<br>攝津固表</td><td>荊防敗毒散,<br>百合固金湯,<br>六味地黃湯</td></tr>
<tr><td colspan="4">腎氣不足, 肝氣鬱滯 : 頭昏腦脹, 腰痠背痛, 肢冷, 夜尿多,<br>胸脇脹滿, 胸悶煩躁, 少腹隱痛, 經行量少</td><td>疏肝補腎, 活血<br>養血, 祛風利竅</td><td>腎氣丸, 逍遙散,<br>通竅活血湯</td></tr>
</table>

### (2) 증상에 따른 약물치료(처방 및 단미제)

**① 鼻流清涕**

通竅湯, 細辛散, 川椒散, 腦漏散

• 除濕溫肺湯

반하 · 창출 각 8g, 진피 · 적복령 · 신이화 · 석창포 · 천궁 · 백지 · 방풍 · 강활 각 4g, 당귀 · 세신 · 길경 · 형개 · 박하 각 3g, 감초 2g, 강 3편

㉮ 다량으로 멈추지 않을 때 : 五味子 · 金櫻子 · 訶子 · 烏梅

㉯ 맑은 콧물과 한랭자극에 심해지는 수기성 비염 : 麻黃 · 桂枝

㉰ 마황을 사용 못하는 수기성 비염 : 細辛 · 五味子 · 茯苓

**② 鼻流濁涕**

防風湯, 蒼耳子散, 辛夷散

화농성 비염에는 항생효과가 있는 桔梗

**③ 鼻塞**

通竅湯, 防風通聖散, 辛夷散, 防風湯, 芎歸散, 南星飮, 溫肺湯,

㉮ 單味 : 細辛 · 桂枝 · 木香 등

㉯ 비점막종창 : 車前子 · 澤瀉 · 海藻

㉰ 혈관운동성 비염 : 牧丹皮 · 芍藥 · 遠志

**④ 不問香臭**

麗澤通氣湯

• 鼻塞通竅湯(알레르기비염)

황기 · 창출 · 갈근 각 6g, 강활 · 방풍 · 독활 각 4g, 승마 · 천궁 · 고본 각 3g, 마황 · 길경 · 백지 · 세신 각 2g, 천초 · 목향 · 감초 각 1.5g, 정향 1g, 강 3편, 조 2편

**⑤ 重證 鼻嚏**

蟬退 · 蛇退 · 全蝎 · 地龍 등

• 淸鼻丸

신이화 · 창이자 · 창출 · 황기 · 백작약 · 방풍 · 백지 · 세신 · 감초 · 건강

각 등분하거나 증에 따라 가감

1회 40환씩 1일 3회 복용

### ⑥ 꽃가루 알레르기의 제1선택약, 알레르기성 결막염

㉮ 小青龍湯 : 신맛이 나므로 아이들에게는 철이 들기 전부터 복용시키는 것이 좋다.

㉯ 越婢加朮湯 : 소청룡탕으로 효과가 없거나 적을 때

㉰ 苓甘薑味辛夏仁湯 : 소청룡탕에 함유된 마황으로 부작용(심계, 식욕부진 등) 발생 시

### ⑦ 안구건조증

주로 마르고 화열이 느껴지는 예민자 : 구기자 8~12g, 청상자 4~6g, 감국 3~4g

### ⑧ 비염, 천식

폐계(폐, 대장, 코, 피부 등)에 습담이 과다하게 정류 → 몽골리안 체형에 다견

비염 : 〈마황 + 의이인 / 백지 / 승마〉

급성기 : 〈마황〉위주로 선폐하고 〈의이인 / 나복자〉로 거담배농

완화기 : 〈녹용〉으로 익폐

**◈ 사례**

중학교 3학년 남학생. 희고 비대한 체격, 공부할 때 콧물이 자주 흐르고, 추운 곳에 가면 코가 잘 막힘. 찬 음료수 좋아하고 배는 차가움, 평소 머리가 맑지 않음 비염은 갑자기 살찌면서 발생, 설담백태

의이인 16g, 산약 12g, 마황 · 백지 · 승마 각 4g, 원지 · 석창포 각 3g, 황금(초) 2g

찬 음료를 줄이고 배를 따뜻하게 함

### ⑨ 만성비염

만성비염의 특징을 근거로 內濕과 연관

- 通鼻解窒湯(창방)

창출 · (초)백출 각 30g, 상백피 · 활석 각 15g, 석창포 · 路路通 각 10g, 신이화 6g

창출 · (초)백출은 비를 튼튼히 하고 수습을 말려 비의 운화기능을 증강시키고 수습이 쌓이지 않게 하는 주요 약재이고, 석창포 · 노로통 · 신이화는 통비시키는 보조약재이다.

일반적으로 복용 1주 후면 코막힘 증상이 완연하게 호전된다.

⑩ 부비동염

- **葛根湯加川芎辛夷**

**◈ 비염의 한의학적 접근**

① 肺의 通調水道 宣肺益氣 작용부전 : 콧물, 재채기 위주. 몽골리안형 / 태음인에 다발

② 脾의 運化水濕 脾氣승화 작용부전 : 콧물, 재채기 위주. 일본인형 / 소음인에 다발

③ 腎의 腎陽化氣 작용부전 : 코막힘 위주. 이목구비 뚜렷한 서양인형 / 소양인에 다발

### (3) 침구요법

치료의 원칙은 근위취혈과 원위취혈 및 순경취혈을 서로 배합하여 通調經氣, 宣通鼻竅의 작용에 도달을 목표로 경맥에서 督脈 > 手陽明大腸經 > 足太陽膀胱經 > 足陽明胃經 > 手太陽小腸經의 순으로 다용하며, 혈위로는 영향 · 백회 · 풍지 · 인당 · 상영향을 主穴로 + 폐수 · 비수 · 신수 · 합곡 등을 배합하며, 두정부의 상용혈은 영향 · 화료 · 상성 · 백회 · 풍지 · 풍부 · 천주이고 배부는 대추 · 풍문, 사지부에는 합곡 · 족삼리가 상용혈이다. 艾灸는 溫經通絡, 行氣宣血, 宣通鼻竅 작용을 목표로 百會 · 上星 · 氣海 · 命門 · 足三里 등을 활용한다.

**◈ 감모의 치료혈**

풍문 · 궐음수 · 신주 : 침향 無, 감기예방에도 효과

발열 시 : + 백회

열로 인한 腰重感 : + 관원수

식욕부진 : + 중완

### (4) 기타 요법

약물을 이용한 외치법으로 辛散風寒, 行氣活血, 通利鼻竅하는 효능이 있는 약재를 이용한 滴鼻, 吹鼻, 塞鼻, 穴位注射法, 耳穴壓治療法 등의 방법이 있으며, 이외에도 推拿, 鼻部按摩 등을 통해 기혈순환을 촉진함으로써 宣泄邪氣 通利鼻竅의 작용에 도달을 목표로 한다.

## 5) 관련 논문[6]

**Table 4** Summary of GRADE

| Quality assessment | | | | | | | Number of patients | | Effect | | Quality | Importance |
|---|---|---|---|---|---|---|---|---|---|---|---|---|
| Number of studies | Study design | Risk of bias | Inconsistency | Indirectness | Imprecision | Other considerations | YPFS (ypf) combination | Pharmacotherapy | Relative (95% CI) | Absolute (95% CI) | | |
| Effective rate: YPFS vs Antihistamine for Adult Allergic Rhinitis | | | | | | | | | | | | |
| [illegible] | Randomized trials | serious[a] | serious[b] | not serious | not serious | none | [illegible] | [illegible] | RR [illegible] | [illegible] more per 1000 [illegible] | ⊕⊕○○ LOW | NOT IMPORTANT |
| Score of itchy nose: YPFS + Antihistamine vs Antihistamine for Adult Allergic Rhinitis | | | | | | | | | | | | |
| [illegible] | Randomized trials | serious[a] | not serious | not serious | serious[c] | none | 209 | 209 | MD -0.46 (-0.50 to -0.42) | 0.46 fewer (0.5 fewer to 0.42 fewer) | ⊕⊕○○ LOW | IMPORTANT |
| Score of sneezing: YPFS + Antihistamine vs Antihistamine for Adult Allergic Rhinitis | | | | | | | | | | | | |
| [illegible] | Randomized trials | serious[a] | serious[b] | not serious | not serious | none | 209 | 209 | MD -0.41 (-0.47 to -0.35) | 0.41 fewer (0.47 fewer to 0.35 fewer) | ⊕⊕○○ LOW | IMPORTANT |
| Score of blocked nose: YPFS + Antihistamine vs Antihistamine for Adult Allergic Rhinitis | | | | | | | | | | | | |
| [illegible] | Randomized trials | serious[a] | serious[b] | not serious | not serious | none | 209 | 209 | MD -0.46 (-0.54 to -0.39) | 0.46 fewer (0.54 fewer to 0.39 fewer) | ⊕⊕○○ LOW | IMPORTANT |
| Score of runny nose: YPFS + Antihistamine vs Antihistamine for Adult Allergic Rhinitis | | | | | | | | | | | | |
| [illegible] | Randomized trials | serious[a] | serious[b] | not serious | not serious | none | 209 | 209 | MD -0.42 (-0.58 to -0.26) | 0.42 fewer (0.58 fewer to 0.26 fewer) | ⊕⊕○○ LOW | IMPORTANT |
| Effective rate: YPFS + Antihistamine vs Antihistamine for Adult Allergic Rhinitis | | | | | | | | | | | | |
| [illegible] | Randomized trials | serious[a] | not serious | not serious | not serious | none | [illegible] | [illegible] | RR [illegible] | [illegible] more per 1000 [illegible] | ⊕⊕○○ LOW | NOT IMPORTANT |

Abbreviations: YPFS, Yu ping feng san; CI, confidence interval; RR, risk ratio; MD, mean difference.
Note: [a]Lacking of blinding, randomization and allocation concealment are unclear. [b]Substantial heterogeneity. [c]Small sample size.

- 알레르기비염에 대한 **옥병풍산**의 효능 메타분석
- 22개의 무작위 대조군 연구 선별
- 4가지의 비염증상점수 메타분석

*-itchy nose (MD-0.46, 95% CI[-0.50, -0.42])*

*-sneezing (MD-0.41, 95% CI[-0.47, -0.35])*

*-blocked nose (MD-0.46, 95% CI[-0.54, -0.39])*

*-runny nose (MD-0.42, 95% CI[-0.58, -0.26])*

⇨ 4가지 증상 모두 유의미한 감소

---

6 http//blog.naver.com/beanalogue/221190614186

한방안이비인후피부과학회지 제18권 제3호(2005년 12월)
The Journal of Korean Oriental Medical Ophthalmology & Otolaryngology & Dermatology 2005;18(3):26-36

補中益氣湯이 알레르기 鼻炎 유발 마우스에 미치는 效果

김선민 · 심성용 · 변학성 · 김경준
경원대학교 한의과대학 안이비인후피부과학교실

The Effect of the Bojungikgi-tang in a Mouse Model of Allergic Rhinitis

Sun-min Kim · Sung-youn Sim · Hak-sung Byun · Kyung-jun Kim
Department of Ophthalmology & Otorhinolaryngology & Dermatology, College of Oriental Medicine, Kyungwon University

- **보중익기탕** 처방구성 : 황기 6g, 인삼 · 백출 · 감초 각 4g, 당귀신 · 진피 · 승마 · 시호 각 2g
- IgE, cytokine 유의미하게 감소
- 호산구의 감소와 비강점막을 보호
- 肺脾氣虛로 인한 알레르기비염에 상용

대한예방한의학회지 제18권 제3호(2014년 12월)
Journal of Society of Preventive Korean Medicine 2014 ; 18(3) : 69~80

난알부민 유도 알레르기 비염 마우스에 대한 소청룡탕(小青龍湯)의 효능 실험연구†

김일환 · 구진모 · 허한솔 · 나창혁 · 장보형 · 신용철 · 고성규*
경희대학교 한의과대학 예방의학교실

Anti-allergic effects of So-Cheong-Ryong-Tang in ovalbumin-induced allergic rhinitis model

Ilhwan Kim, Jinmo Ku, Hansol Hur, Changhyeok Na, Bo-Hyoung Jang, Yong-Cheol Shin & Seong-Gyu Ko*
Department of Preventive Medicine, College of Korean Medicine, Kyunghee University

- 항히스타민제는 졸림을 유도
- 위장이 약한 경우 : 영감강미신하인탕
- OVA로 마우스에 알레르기 유발
- 3그룹 78mg/kg, 156mg/kg, 312mg/kg 처방

- 코점막에 육안 상 개선효과 및 실제 비만세포 및 염증세포 침윤 억제효과
- **소청룡탕** 구성약제의 치료작용 분석

  마황 · 세신 · 진피 · 감초 : 교감신경 흥분작용, 기관지평활근 이완작용

  반하 · 오미자 · 건강 · 작약 : 진해거담작용

  마황 · 세신 · 진피 · 감초 · 작약 : 항알레르기작용, 항염증작용

  마황 · 세신 · 반하 · 오미자 : 수분이상 개선작용

# 3장
# 아토피피부염(습진)

## 학습목적

아토피피부염의 원인, 병인을 이해하고 환자에 대한 진단, 관리 및 치료를 할 수 있는 기초 및 임상지식을 습득한다.

## 학습목표

1) 아토피피부염의 정의 및 역학을 설명한다.
2) 아토피피부염의 임상소견을 이해한다.
3) 아토피피부염의 동서의학적 진단을 이해한다.
4) 아토피피부염의 동서의학적 치료 및 관리를 이해한다.

피부는 인체에서 가장 넓은 기관으로 일상에서 알레르기항원을 포함한 수많은 외부 물질들을 직접 접하는 기관이므로 피부에는 다양한 알레르기질환이 발생할 수 있다.
피부의 알레르기질환 : 습진, 접촉피부염, 두드러기, 혈관부종 등

## 1. 정의 및 역학

아토피피부염(atopic dermatitis; AD)은 심한 소양성 · 재발성이 특징인 흔한 급성 습진과 만성 피부염이다. 발병 시기는 유아와 소아에서 주로 발생하나, 사춘기에도 발병하고 심지어 성인에서도 시작되거나 지속된다. 피부장벽기능 이상과 알레르기 감작이 자주 동반되며, 특이한 검사소견 없이 독특한 일련의 임상적인 경과와 소견을 보이며, 임상적인 기준으로 진단된다. 최근에는 여러 징후(xerosis, pityriasis, eczema etc)와 증상(itch, impaired barrier, elevated IgE)이 개인에 따라 다양하게 나타나므로 'atopic dermatitis syndrome'으로도 부른다.
아토피가 있는 사람에게 발생하는 피부의 만성 염증으로 약 15%의 어린이가 습진을 앓고 있으며, 이들 중 50%는 천식으로 발전하고 75%는 알레르기성 비염으로 발전한다. 습진은 알레르기반응을 잘 일으키는 유전적 소인이 있는 아이들에서 발생하며, 일상의 여러 인자들이 습진의 발현 가능성을 높일 수 있다. 신생아기 및 유아기에 계란, 우유, 애완동물, 집먼지진드기 등의 알레르기항원에 노출되면 습진이 나타날 위험성이 높아지는데 습진 환자의 80%는 알레르기 검사에서 최소 한 가지 이상의 알레르기항원에 양성반응을 나타낸다.
한의학에서는 특징적 증상에 근거한 특발성 피부염으로서 '奶癬', '濕瘡', '漆瘡', '四彎風', '浸淫瘡', '疥癬', '癮疹' 등의 범주에 속한다. 奶癬은 『外科正宗 · 奶癬』에 처음으로 기록되었고 '胎癬'이라 하여 鱗屑이 나타나는 질환으로 오늘날의 습진을 의미하는 것으로 보이는데, 胎赤한 증상이 '胎熱'이라 하였고 哺乳期에 많이 나타나서 '奶癬' 이외에 '奶腥瘡', '乳癬' 등이라 하였다. 이외에 발생되는 부위에 따라 귀에 발생하면 '施耳瘡' 사지에 발생하면 '四彎風'이라 하였으며 『醫宗金鑒』 등의 문헌에 '浸淫瘡', '胎斂瘡', '嬰兒濕疹' 등에 포함하여 서양의학에서의 습진성 질환으로 보았다.

## 2. 아토피의 증상과 경과

아토피의 임상증상은 급성 · 아급성 · 만성으로 구분되며, 각각 임상적으로 특징적인 양상을 나타낸다.

급성은 극렬한 소양감과 함께 병변 부위의 홍반, 구진, 구포진, 수포, 긁음으로 인한 爪痕, 血痂, 삼출액, 피부감염이 보이기 시작한다. 아급성은 삼출액이 가라앉으면서 인설성 구진, 판, 반괴, 爪痕, 血痂 등이 보인다. 만성은 오랜 마찰과 긁음, 혹은 온욕으로 인해 태선화가 되어 피부가 두꺼워지고 주름이 깊어지며 색소가 침착되는 증상을 보인다. 소양감은 이 병의 특징적인 증상으로 끊임없이 긁고 문지르게 함으로써 이차적인 감염을 유발해 특징적인 피부염이 나타나게 하고 이것이 다시 소양감을 심하게 하는 과정이 반복된다. 한의학에서 癮疹은 피부 사이에서 은은하게 드러나면서 심하게 가려운데 간혹 감각이 없을 때도 있다고 하였다.

습진은 보통 5세 이전에 시작되며 시간이 지나면서 증상이 개선되기는 하나 약 25%는 성인이 되어서도 습진으로 고생을 한다. 12세 이상의 성인기에는 유소아기보다 상처가 국소화하는 경향이 있으며 태선화 등의 만성습진 병변이 많이 나타난다. 수부습진이 흔히 나타나며 사춘기 이후의 유두습진은 아토피의 특이한 증상이다. 습진 환자는 대체적으로 성격이 반항적, 적개심, 우울증, 독단적인 성향이 있는데, 나이가 들면서 점차 약해지다가 중년 이후에는 회귀하다.

습진 부위가 가렵다고 계속 긁으면 피부가 변색되어 부위에 따라 명암이 생긴다. 또 경우에 따라 긁은 부위에 만성적인 감염이 발생하기도 하며, 병변 부위는 증상에 따라 개선과 악화를 반복한다.

일단 습진이 발생하면 다른 여건에 따라 증상이 더 악화되기도 하는데, 증상을 악화시키는 요인으로는 다음과 같은 것들이 있다.

① 식사 : 증상 악화와 관련된 음식물 섭취
② 화학물질 : 합성세제(특히 효소가 들어있는 세제), 화장품, 비누, 샴푸 등
③ 스트레스와 근심걱정
④ 날씨 : 특히 추운 날씨
⑤ 공기 중의 알레르기항원(aeroallergen)

한의학적인 병인 · 병리는 태아가 태중에 있을 때 孕婦가 魚腥肥甘 및 辛辣炙煿한 음식물을 과식하여 발생되거나 모체의 濕熱이 內蘊한 것이 태아에게 유전되어 생후에 영아의 稟性이 不耐하고 다시 영양 및 조리가 마땅치 못해 濕熱이 肌膚로 外溢하여 발생한다. 즉, 稟性不耐 濕熱內蘊한 상태에서 風濕熱邪가 浸淫되어 내외사기가 相搏하여 肌膚에 발생하는 것이 병인병기의 특징이다. 또한 風毒이 얕게 있는 것은 '疥'라하여 대부분 熱을 끼고, 風毒이 깊이 있는 것은 '癬'이라 하여 대부분 濕을 낀다고 하였다. 內風濕熱한 상태가 발병의 기초이고 이후 반복발작으로 낫지 않고 脾虛血燥 肌膚

失養에 이르니, 즉 만성적으로는 陰血虛 → 火動 → 熱 + 燥의 상태로 전변됨으로써 血이 피부의 기육과 주리에 영양을 공급하지 못하기 때문에 건조하면서 가려움이 심하게 된다.

**◈ 나이에 따른 습진 부위의 변화**
유아(생후 2~3개월에 시작) : 발바닥과 사타구니를 제외한 전신
소아(2~10세) : 목, 발목, 다리, 팔
성인 : 목, 발목, 무릎안쪽(오금), 팔꿈치 안쪽

## 3. 진단 및 감별진단

특징적인 검사소견이 없으므로 임상적인 증상을 기준으로 진단한다. 현재 대한아토피피부염학회에서 사용되는 진단기준은 표 13과 같다.

### 1) 감별진단

① 알레르기 접촉피부염 : 성인에서 감별이 어렵다.
② 지루피부염 : 소아에서 감별해야 한다. 출생 시 또는 직후 시작, 소양증이 없거나 적다. 기저귀 부위를 침범하며 병변이 좀 더 경계가 확실하다.
③ 화폐양(nummular)피부염 : 보다 늦게 발생하며 특징적 동전모양 병변으로 아토피와 관계가 있으나 정확한 것은 불확실하다.

### 2) 한의학적 변증분류

**표 9. 유아 및 아동 아토피피부염 변증분류**

| 변증 | 주증상 | 수반증상 |
|---|---|---|
| 濕熱 | 통통한 체격의 유아에서 두정, 눈썹 끝에 다발.<br>홍반, 구진, 수포 위주로 대부분 노란 물이 고이고 미란, 結痂가 있으며 소양증이 두드러짐 | 대변은 굳고, 소변은 짧고 누런색이며 舌紅, 苔黃膩, 脈滑數 |
| 胎熱 | 마르고 허약한 체격의 유아에서 홍반, 구진 위주로 피부손상, 간혹 인설, 가피, 조흔, 소양감 | 소화불량, 舌質紅, 苔少, 脈緩滑 |

| | | |
|---|---|---|
| 脾虛風燥 | 아동기에 다발. 항상 피부의 동일 부위에 반복발생. 환부가 거칠고, 탈락층과 結痂가 있으며 삼출물이 있기도 함. 소양감 심하고 병변 주위에 조흔과 색소침착 동반 | 식욕저하, 핍력, 구강건조, 무른대변, 舌紅, 苔白, 脈弱 |

**표 10. 성인 아토피피부염 변증분류**

| 변증 | 주증상 | 수반증상 |
|---|---|---|
| 風濕蘊膚 | 皮疹이 얼굴과 사지에 항상 있고, 신체 각처에 발생. 드물게 밀집성 구진이 건조되어 떨어짐. 건조감과 소양감을 자각하고, 불쾌하고 바람이 불면 심해짐 | 구강건조, 목 가려움, 目赤, 대변비결, 舌質紅, 苔少 혹 苔微, 脈數浮滑 |
| 濕熱互結 | 홍반, 구진, 수포발생. 긁은 후 미란, 삼출발생 | 대변이 가늘고 누렇다. 舌質紅, 苔黃膩, 脈滑數 |
| 脾虛濕蘊 | 병이 오래되어도 낫지 않고 반복발작. 소양감이 가볍다가 심했다가 하고 피부건조. 脫落屑 있음. 혹 구진, 수포, 미란, 삼출 등이 나타남 | 顔色蒼白, 身疲乏力, 음식감소, 腹脹便溏, 舌質淡, 苔膩, 脈數弱, 沈滑 |
| 血虛風燥 | 병정이 길고 환부가 가볍게 비후되어 있음. 침윤, 건조하고 거침. 조흔, 혈가, 태선화, 소양감이 극렬하게 나타남 | 피부암색 혹 색소침착, 口乾不欲飮, 舌質淡紅少津, 苔少, 脈沈弦 |

**표 11. 아토피피부염의 한의학적 변증기준**

| 實症(습열형) | 虛症(혈허풍조형) |
|---|---|
| 아토피피부염의 진단기준에 만족하고 다음 10개 항목 중 5개 이상을 만족할 때 | 아토피피부염의 진단기준에 만족하고 다음 10개 항목 중 5개 이상을 만족할 때 |
| 1. 크고 작은 구진 형태로 피부손상 발현 | 1. 안검, 臀下部, 팔꿈치, 무릎, 경항부 위주 |
| 2. 수포가 산재되어 분포하고 혹 합쳐져 판을 형성 | 2. 태선화 양상이 있음 |
| 3. 경도의 침윤(미란) | 3. 색소침착이 된 부위가 있음 |
| 4. 호발 부위는 사지이며 주로 슬와부 및 주와부에 집중 | 4. 上熱感이 있음 |
| 5. 덥거나 습해지면 소양감이 심해짐 | 5. 건조한 계절이나 야간에 소양감이 심함 |
| 6. 소파하면 삼출액이 나오거나 출혈 | 6. 소파 시에 피딱지가 생김 |

| | |
|---|---|
| 7. 배에 가스가 잘 차고 배가 더부룩함 | 7. 눈앞에 아지랑이 같은 것이 피어오르는 듯한 어지러움이 있음 |
| 8. 대변이 건조하고 잔변감이 있음 | 8. 대변이 단단함 |
| 9. 舌質紅, 舌苔薄黃 | 9. 舌淡白, 舌苔少 |
| 10. 脈滑數 | 10. 脈細數 |

**표 12. 한의학적 분류를 위한 진단 평가지**

| 구분 | 선택 |
|---|---|
| 호발 부위 | 사지이며 주로 슬와부 및 주와부에 집중됨 |
| | 안검, 둔하부, 팔꿈치, 무릎, 경항 부위임 |
| 양상 | 경도의 침윤이 있음 |
| | 태선화 양상이 있음 |
| | 크고 작은 구진 형태로 피부 손상이 있음 |
| | 색소침착 부위가 있음 |
| | 수포가 산재되어 분포되어 있거나 혹 합쳐서 판을 형성함 |
| | 상열감이 있음 |
| 전신증상 | 腹脹, 痞塞이 있음 |
| | 아지랑이가 피어오르는 듯한 어지러움을 호소함 |
| 소양감 | 덥거나 습해지면 소양감이 심함 |
| | 건조한 계절이나 야간에 소양감이 심함 |
| 소파 시 | 삼출액이 나오거나 출혈이 있음 |
| | 피 딱지가 생김 |
| 대변 | 건조하고 잔변감(後重)이 있음 |
| | 단단함 |
| 舌質苔 | 설질홍, 설태박황 |
| | 설담백, 설태소 |
| 脈 | 활삭 |
| | 세삭 |

### 3) 진단기준

**표 13. 한국형 아토피피부염의 진단기준**

(대한아토피피부염학회)

| 증상 | 세부 증상 |
|---|---|
| 주증상 | 1. 소양감 |
| | 2. 특징적인 피부염의 모양 및 부위 |
| | 1) 2세 이하 : 얼굴, 몸통, 두피 |
| | 2) 2세 이상 : 얼굴, 목, 접히는 부위 |
| | 3. 개인 혹 가족력(아토피피부염, 천식, 알레르기비염) |
| 부증상 | 1. 피부건조증 |
| | 2. 백색 비강진 |
| | 3. 눈 주위의 습진성 병변 혹은 색소침착 |
| | 4. 귀 주위의 습진성 병변 |
| | 5. 구순염 |
| | 6. 손, 발의 비특이적인 습진 |
| | 7. 두피 인설 |
| | 8. 모공 주위 피부의 두드러짐 |
| | 9. 유두습진 |
| | 10. 땀 흘릴 때 소양감 |
| | 11. 백색 피부묘기증 |
| | 12. 피부단자시험 양성반응 |
| | 13. 증가된 혈중 IgE치 |
| | 14. 피부감염의 증가 |

* 진단 : 4개의 주증상 중 2개 이상, 14개의 부증상 중 4개 이상.

**표** 14. **생약제제의 임상시험** Guideline **중 아토피 진단기준**

(식품의약품 안전처)

| 증상 | 세부 증상 |
|---|---|
| 주증상 | 1. 소양증 |
| | 2. 전형적인 병변의 형태와 분포 |
| | 1) 유, 소아 : 안면 및 신측부의 발진 |
| | 2) 성인 : 굴측부의 태선화 |
| | 3. 만성 혹은 재발성 피부염 |
| | 4. 아토피(천식, 비염, 아토피피부염)의 기왕 또는 가족력 |
| 부증상 | 1. 피부건조증 |
| | 2. 어린선, 손바닥 잔주름, 모공 각화증 |
| | 3. 눈 주위의 습진성 병변 혹은 색소침착 |
| | 4. 안면 창백, 안면 홍조 |
| | 5. 구순염 |
| | 6. 손, 발의 비특이적인 습진 |
| | 7. 재발성 결막염 |
| | 8. 모공 주위 피부의 두드러짐 |
| | 9. 유두습진 |
| | 10. 땀 흘릴 때 소양감 |
| | 11. 백색 피부묘기증 |
| | 12. 즉시형 피부단자시험 양성반응 |
| | 13. 증가된 혈중 IgE치 |
| | 14. 피부감염의 증가, 세포성 면역저하 |
| | 15. 백색 비강진 |
| | 16. 이상 혈관반응 |
| | 17. 연소 시 발증 |
| | 18. Dennie-Morgan 하안검 주름 |
| | 19. 원추각막 |
| | 20. 양모 및 유지용매에 대한 불내성 |
| | 21. 음식 불내성 |
| | 22. 환경, 감정 인자에 의해 영향을 받기 쉬운 상태 |
| | 23. 재발성 백내장 |

* 아토피의 진단 : 4개의 주증상 중 2개 이상, 23개의 부증상 중 3개 이상일 때.

## 4) 평가방법

아토피피부염의 초기 평가와 치료과정 및 종료 시 호전도를 확인할 평가방법에는 다양한 평가지표가 사용되는데, 임상 현장에서 아토피피부염 환자의 상태를 평가할 수 있는 지표 중 가장 보편적이고 적절한 방법으로 권고되는 것은 SCORD index, IGA, VAS 등의 증상 개선 평가방법 및 DLQI 등의 삶의 질 평가, 피부상태 측정, 약물의 사용 횟수 및 사용량 등이 활용될 수 있다.

**표 15. 개별징후의 시험자 평가(신체를 머리와 목, 몸통, 상지, 하지 4부위로 나누어 평가)**

| 징후 | 개별평가 점수 | | | |
|---|---|---|---|---|
| | Absent | Mild | Moderate | Severe |
| | 0 | 1 | 2 | 3 |
| 홍반 | 없음 | 엷은 홍반 | 현저한 홍반 | 심하고 짙은 홍반 |
| 부종, 경화, 구진화 | 없음 | 제한된 부위에서 가볍게 눌렀을 때 분별 가능한 팽창 | 몇 개의 부위에서 팽창 | 광범위한 부위에서 팽창 및 경화 |
| 찰상 | 없음 | 약간의 긁은 흔적이 있으며, 피부 상처는 없음 | 선형의 찰상 및 표피(진물, 가피) 혹 진피(출혈)에 상처 | 맑은 진물 혹 출혈성 손상이 나타남 |
| 진물, 가피 | 없음 | 약간의 진물 | 부위별 5군데 이하 | 현저하게 광범위한 부위에 나타남 |
| 인설 | 없음 | 제한된 부위에서 약간의 인설이 나타나나 대부분 양호 | 많은 부위에서 더 거칠게 눈에 보이는 인설 | 대부분의 신체부위에서 두껍고 현저한 인설 |
| 태선화 | 없음 | 최소한으로 비대 | 십자형 비대 | 두꺼운 십자형 |

**표 16. Investigator's global assessment(IGA)**

| 개선 정도 | 개별 평가 |
|---|---|
| 분명한 개선(Clear) | 잔류 색소변화와 건조증을 제외한 질병의 증상이 없음 |
| 거의 개선(Almost clear) | 병변 부위가 극소의 질병을 나타냄 |
| 약간의 개선(Mild) | 병변 부위 대부분이 아토피피부염의 3가지 이상 징후 및 증상에서 개별평가 점수 1(mild)로 나타남 |

| | |
|---|---|
| 중등도 증상(Moderate) | 병변 부위 대부분이 아토피피부염의 3가지 이상 징후 및 증상에서 개별평가 점수 2(moderate)로 나타남 |
| 심각한 증상(Severe) | 병변 부위 대부분이 아토피피부염의 3가지 이상 징후 및 증상에서 개별평가 점수 3(severe)으로 나타남 |
| 매우 심각한 증상 (Very severe) | 병변 부위 모두가 아토피피부염의 3가지 이상 징후 및 증상에서 개별평가 점수 3(severe)으로 나타남 |

**표 17. DLQI(dermatology life quality index) Questionaire**

1. 지난 한 주 동안, 본인 피부가 얼마나 가렵거나, 쓰라리거나, 아프거나 또는 화끈거렸습니까?
□ 아주 많이 □ 많이 □ 조금 □ 전혀 없음

2. 지난 한 주 동안, 본인 피부 문제 때문에 얼마나 당황하거나 신경이 쓰였습니까?
□ 아주 많이 □ 많이 □ 조금 □ 전혀 없음

3. 지난 한 주 동안, 본인 피부 문제로 쇼핑을 가거나 또는 집안일을 하거나 정원을 돌보는데 얼마나 방해가 되었습니까?
□ 아주 많이 □ 많이 □ 조금 □ 전혀 없음

4. 지난 한 주 동안, 입을 옷을 고를 때 피부 문제가 얼마나 영향을 미쳤습니까?
□ 아주 많이 □ 많이 □ 조금 □ 전혀 없음

5. 지난 한 주 동안, 피부 문제가 본인의 어떤 사회 활동이나 여가 활동에 영향을 미쳤습니까?
□ 아주 많이 □ 많이 □ 조금 □ 전혀 없음

6. 지난 한 주 동안, 피부 문제 때문에 스포츠 활동을 하는데 얼마나 어려움이 있었습니까?
□ 아주 많이 □ 많이 □ 조금 □ 전혀 없음

7. 지난 한 주 동안, 피부 문제 때문에 일이나 또는 공부를 하지 못했습니까?
□ 아주 많이 □ 많이 □ 조금 □ 전혀 없음
만약 "아니오"라면, 지난 한 주 동안 본인의 피부 문제 때문에 일이나 공부하는데 어려운 점은 얼마나 있었습니까?
□ 아주 많이 □ 많이 □ 조금 □ 전혀 없음

8. 지난 한 주 동안, 본인의 피부 문제가 배우자나 가까운 친구 혹은 친척들과의 관계에서 얼마나 곤란을 가져왔습니까?
□ 아주 많이 □ 많이 □ 조금 □ 전혀 없음

9. 지난 한 주 동안, 피부 문제가 어떤 성적인 어려움을 얼마나 일으켰습니까?
□ 아주 많이 □ 많이 □ 조금 □ 전혀 없음

10. 지난 한 주 동안, 피부 치료는 얼마나 문제를 일으켰습니까?
(예를 들어, 치료 때문에 집이 어지럽게 되었다든지 혹은 시간을 잡아먹었다든지 등)
□ 아주 많이 □ 많이 □ 조금 □ 전혀 없음

## 4. 치료방법

### 1) 약물치료

아토피피부염의 치료는 피부를 水化(hydration)시키며 악화요인을 제거하고 소양감 및 염증을 줄여주는 원칙에 따라 진행해야 한다. "Break 'itch-scratch cycle'"의 원칙하에 유발인자를 피하고 악화인자를 조절하며 피부장벽 기능을 복원하고 피부보호제를 사용하여 피부를 촉촉하게 유지하며 피부가려움증과 염증 치료를 위해 외용약물, 경구약물을 사용한다.

#### (1) 악화요인의 인식 및 제거

환경 알레르기항원에 대한 과민반응을 하는 환자군의 특징을 찾는 것이 중요한 과제이다. 음식 알레르기항원은 피부검사나 검사실 검사와 임상과 상관성이 없는 경우가 종종 있으므로 유발시험과 회피시험으로 확진해야 한다. 공중알레르기항원 특히 집먼지진드기에 의해 악화되었다면 집안환경의 변화가 필요하다.

아토피피부염 환자는 바이러스, 세균, 진균 등의 감염증이 흔히 발생하는데 이러한 감염증은 아토피피부염을 악화시킬 수 있다. 가장 흔한 감염증은 포도상구균이며 그 밖에 헤르페스바이러스 감염증, 피부진균증 등이 있다.

아토피피부염 환자의 피부는 비누, 세제, 용매, 모직물, 거친 옷 등에 쉽게 자극되고 악화될 수 있으므로 세탁 후 비누나 세제가 의복에 남지 않도록 신경써야 하며 피부가 건조해지는 것을 막기 위해 가급적 탈지효과가 적은 중성산도의 비누를 사용한다. 또한 손에 습진이 동반될 수 있으므로 자극물질에 노출되거나 손을 자주 씻어야 하는 직업이나 취미생활은 피한다.

#### (2) 소양감의 치료

가장 흔한 증상으로 항히스타민제가 가장 흔히 사용되는 치료제이나 실상 큰 효과는 없다. 대부분의 소양증은 밤에 악화되므로 진정효과가 있는 항히스타민제가 보다 효과적이며 주로 어른보다 아이들에게 효과가 높다. 또한 국소 부신피질호르몬제로 피부염증을 완화시켜주고 피부 水化가 잘 되면 소양증을 감소시킬 수 있다.

#### (3) 면역억제제 및 면역조절 방법

국소 부신피질호르몬제는 항염증 효과로 인해 습진성 병변의 치료에 중요한 역할을 한다. 이러한 국소도포제는 水化된 피부에 투과성이 높으므로 목욕 후 바로 바르는 것이 효과가 좋다. 부신피질호르몬제는 증상의 경중에 따라 강도를 조절하여 바르며 얼굴, 성기부분, 간찰영역은 피한다. 이 치료제의 전신적 투여는 아주 심할 경우 한시적으로 단시간 사용할 수 있으나 끊은 후에 생기는 반동현상과 의존성 획득으로 인한 부작용 및 후유증 등이 우려되므로 만성적 피부질환인 아토피피부염에는 가급적 사용하지 않는 것이 좋다.

Cyclosporin은 T세포 의존성 면역반응의 강력한 억제제로 알려져 있으며 골수를 억제하지 않으면서 선택적으로 보조T세포에 작용하여 IL1, IL2의 생성과 보조T세포의 증식을 억제하여 궁극적으로 보조T세포의 활성과 세포독성T세포의 성숙을 억제함으로써 T세포 의존성 면역반응을 차단한다. 부작용으로 고혈압, 신독성, 약물상호작용 등이 있으므로 혈압측정, 혈중 Cyclosporin농도측정, 신장기능 측정을 하면서 투여하여야 한다. 최근에 국소도포제가 개발되어 치료시작 3일 만에 소양증이 소실되었으며 부작용도 관찰되지 않아 향후 국소 부신피질호르몬을 대체할 새로운 항염증 국소도포제로 기대되고 있다.

이외 인터페론, 치모펜틴, 포스포디에스테라아제 억제제, 감마리놀렌산(GLA, gamma linolenic acid) 등이 아토피피부염의 새로운 치료방법의 하나로 사용되고 있다. 대부분의 아토피피부염 환자는 일광 노출 시 피부증상이 호전되는 양상을 보이나 치료도중 발생하는 열기나 습도로 땀을 유발하면서 소양증이 악화되는 경우가 있어 자외선요법은 매우 제한적으로 사용되어 왔다. 하지만 최근에는 특수파장을 이용한 자외선요법으로 이러한 단점을 극복하고 치료에 효과를 거두고 있다.

### 2) 한의학적 치료

한약치료는 증상완화, 질병치료, 재발방지 등을 목적으로 투여하여야 하며, 효과증진 및 재발빈도 감소를 위하여 약물의 내복과 동시에 외용법을 시행할 수 있다. 약물은 환자의 증상에 따라 선택되므로 증상 변화를 주의 깊게 관찰하여야 한다. 실제 임상에서 개별 환자의 상태와 특성을 고려한 辨證 분류에 의해 치료 목표 및 과정이 결정된다.

아토피피부염의 변증에 따른 치료는 피부습진과 전신증상을 근거로 淸熱, 理濕, 祛風法을 위주로 한다. 아토피피부염에서 가려움증은 대단히 중요한 증상 중 하나이며 가려움증으로 인한 긁는 행위가 피부의 병변을 더욱 악화시킬 수 있기 때문에 치료과정에서 가려움증을 멎게 하는 것이 우선되어야 한다.

(1) 辨證施治

① 濕熱

淸熱化濕止痒 : 四黃散, 淸熱瀉脾散

② 胎熱

淸心導赤 : 三心導赤散

③ 脾虛風燥

健脾潤燥, 祛風止痒, 益氣養血 : 補脾潤燥湯

④ 風濕蘊膚

散風祛濕 : 消風散加減

⑤ 濕熱互結

淸熱利濕 : 萆薢滲濕湯加減

⑥ 脾虛濕蘊

健脾除濕 : 除濕胃苓湯加減

⑦ 血虛風燥

滋陰養血, 潤燥息風止痒 : 當歸飮子加減

또한 外治法은 약물을 직접 腠理에 침투시켜 經脈을 소통시키고 氣血을 조화롭게 하며 祛邪扶正 등 인체의 발병 부위에 직접적인 치료작용이 있다. 뿐만 아니라 내부 臟腑로 들어가 내외 合治의 작용을 하므로 급성기 · 아급성기 · 만성기에 따라 다양한 외치법을 응용할 수 있다(예, 탁리소독음 함유 외용제가 일반 보습제품에 비해 증상완화 및 피부장벽 기능 개선에 우수한 효과가 있다는 보고가 있음).

**표 18. 변증 및 증상에 따른 전문가 추천 처방**

| 변증 및 증상 | | 추천 처방 |
|---|---|---|
| 습열형(급성기) | | 황련해독탕, 삼황세제가미방, 석자해기탕, 청화탕, 탁리소독음합황련해독탕, 청열탕, 양혈제습탕, 청기해독산과 천일염가미방 병용, 청기해독산과 고삼가미방 병용, 가미청심연자탕, 구풍제습탕, 제습위령탕가감, 갈근해기탕, 당귀음자와 삼황세제가미방 병용, 온청음합삼황세제가미방 |
| 혈허풍조형(만성기) | | 당귀음자가감방, 생맥산, 청기소독탕, 별갑, 사물소풍음, 육미지황탕, 소엽맥문동, 생혈윤부음, 보음거풍지양탕, 당귀음자와 삼황세제가미방 병용 |
| 홍반 | 열증(급성기) | 청열탕, 금은화, 항해단, 어성초복합방, 연교탕, 청상방풍탕 |
| | 허증(만성기) | 육미지황탕 |
| 경결, 구진화 | 습열 | 삼황세제가미방, 양혈제습탕, 가미청심연자탕, 제습위령탕가감 |
| | 혈열 | 시호청간산, 항해단 |
| 소양감(±찰상) | 풍열 | 형개연교탕가미발효방, 우방자, 가미강활산, 승갈탕, 소풍도적산, 방풍통성산, 가미패독산, 소풍도적탕, 시호청간탕, 청상방풍탕, 가미생료사물탕, 선방패독산, 가미열다한소탕 |
| | 혈허생조 | 소엽맥문동, 생혈윤부음, 소진지양탕, 보폐정천탕 |
| 미란, 진물, 삼출 | 습 | 감송향, 비허온습방, 계지가황기탕 |
| | 습열 | 삼황세제가미방, 양혈제습탕, 가미청심연자탕, 제습위령탕가감 |
| 인설, 건조 | 조 | 소엽맥문동 |
| | 풍열 | 형개연교탕가미발효방, 우방자, 승갈탕, 소풍도적산, 방풍통성산, 가미패독산, 소풍도적탕, 소풍청영탕 |
| | 혈허 | 가감팔물탕 |
| 태선화 | 혈허풍조 | 사물소풍음, 생혈윤부음, 소풍도적탕 |

### (2) 증상에 따른 약물치료(처방 및 단미제)

#### ① 癮疹, 알레르기성 피부반응

• 加味升葛湯

(熱則 금은화, 溫則 화피) · 갈근 · 산사 각 8g, 현삼 · 나복자 각 6g, 승마 · 백작약 · 황

금 · 황련 · 연교 · 진피 · 후박 · 지실 · 죽여(혹 부평초) · 감초 각 4g, 박하 1.5g
승마갈근탕, 소풍양제탕, 거풍청기산(형방패독산가미방, 癮疹搔痒症에 遇風寒則 甚者)
久不愈 : 加 생지황 맥문동 각 6g, 자초 우방자 각 4g, 황련 형개 각 2g
外感後 熱甚 : 加 연교패독산

**② 濕疹, 수족마목**

• 治濕八仙湯

화피 · 백복령 각 8g, 창출 6g, 백작약 · 진피 · 당귀 · 건지황 · 천궁 · 반하 · 인삼 · 계지 · 우슬 각 4g, 진교 · 강활 · 방풍 · 승마 · 건강 · 시호 · 구감초 각 2g
疥癬加 백선피 6g

• 防風通聖散加味(紫白癜風)

防風通聖散(遇熱則痒甚者)加 하수오 8g, 구기자 · 석창포 각 6g, 만형자 · 형개수 · 위령선 · 고삼 · 감국 · 사상자 · 백질려 각 4g

**③ 풍열로 인한 癮疹 瘙痒 瘡疥 紫白癜風**

• 胡麻散

호마자 12g, 고삼 · 형개수 · 하수오 각 4g, 위령선 · 방풍 · 석창포 · 지실(炒) · 감국 · 만형자 · 백질려 · 감초 각 3g
혹 作末二錢 薄荷湯調服

• 苦蔘胡麻散

호마자 20g, 고삼 · 형개 · 백하수오 각 8g, 방풍 · 위령선 · 석창포 · 우방자 · 감국 · 만형자 · 백질려 · 감초 각 6g

• 加低橘湯(百藥不好時)

귤피 · 황기 각 8g, 인삼 · 백출 · 백복령 각 6g, 당귀 · 갈근 · 형개 · 방풍 각 4g, 승마 · 목향 · 사인 · 황백 · 홍화 · 감초 각 2g

**④ 몸이 허(血虛)하여 벌레가 기어다니는 것처럼 가려울 때**

사물탕 + 황금 전탕에 부평초 가루를 타서 복용한다(『丹溪心法』).
사물탕을 대량으로 복용하면서 兼用澡洗藥(威靈仙 · 零陵香 · 茅香 각 반근, 乾荷葉 · 藁本 · 藿香 · 白芷 · 甘松 각 4냥을 썰어 4냥씩 물 3통에 넣고 몇 번 끓어오르게 달임)으로 실내에서 목욕을 하는데, 바람을 피해야 한다(『丹溪心法』).

**⑤ 침음창**

천련근(약성이 남게 태운 후 가루냄)을 돼지기름에 개어 붙인다. 습한 부위는 마른가루를 뿌린다. 그 전에 먼저 苦蔘 · 大腹皮 달인 물로 씻는다(『醫學入門』).

**⑥ 항노화, 피부탄력, 기미, 잔주름, 건성피부(건성아토피)**

補肝腎陰 潤皮膚

숙지황 12g, 백하수오 · 구기자 각 8g, 천화분 · 당귀신 각 6g, 백작약 4g, 선퇴 · 홍화 각 2g

**⑦ 체질개선**

荊芥蓮翹湯 : 매우 맛이 없는 약으로 이 외에도 黃連解毒湯(쓴약은 소화기능이 좋은 건장한 타입에게 맞는 경향이 있고 단약은 약한 타입에게 맞다), 吳茱萸湯, 竹茹溫膽湯 등이 맛없는 것으로 알려져 있다. 따라서 복용 시에 보통 '맛없다', '쓰다', '복용하기 힘들다'고 생각되는 약을 맛있다고 표현하거나 맛은 없지만 복용할 만 하다고 표현하면 유효한 것이다. 만성 습진이나 아토피 등에 최후의 수단으로 사용하는데, 위장장애가 있을 때는 육군자탕을 先服한다.

**⑧ 피부질환**

㉮ 습진 : 十味敗毒湯
㉯ 두부 습진 : 治頭瘡一方
㉰ 음부 습진 : 龍膽瀉肝湯
㉱ 손 습진, 손 거침, 손바닥 갈라짐 : 桂枝茯苓丸加薏苡仁, 溫經湯
㉲ 고령자 습진 : 當歸飮子
㉳ 습진과 아토피 가려움 : 黃連解毒湯( + 四物湯 = 溫淸飮)
㉴ 두드러기 : 十味敗毒湯
㉵ 여드름 : 淸上防風湯
㉶ 대상포진 후 통증 : 麻黃附子細辛湯 + 附子末
㉷ 동상 : 當歸四逆加吳茱萸生薑湯. 무효하면, 十味敗毒湯, 溫淸飮, 消風散, 荊芥蓮翹湯 병용

◈ 피부질환에는 특히 변비를 해소해야 하며, 불편하지 않을 정도로 설사시키는 것이 좋다. 변비 해소 약제로는 大黃(鎭靜, 抗炎症, 驅瘀血 효과까지 있음)이 대표적인 약제이며, 엑기스제 사용 시 麻子仁丸, 潤腸湯을 취침 전 복용한다.

⑨ 건선 / 피부건조증

진피층으로부터 영양공급 및 한선으로부터 수분공급이 원활하지 않을 때는 보혈자윤지제(숙지황 / 백하수오 / 당귀신 / 구기자)를 군약으로 써서 피부층으로 순환을 돕는 약물(방풍 / 선퇴 / 마황)을 겸해야 하며 좌약으로 계지를 쓰고, 영양식과 충분한 수면을 취해야 한다.

**◈ 사례**

마른 체격의 남자 대학생. 군대생활 중 건선이 발생하였는데, 주로 관절부위(무릎 및 주관절)의 피부가 심하고 **우피화 현상**이 있음. 그 밖에 음낭 및 허벅지 대퇴부에 집중됨. **피부는 건조한 편으로 손발에서만 발한이 있음.** 최근 아르바이트를 하면서 **건선이 심해지고 가려움**

백하수오 16g, 당귀신 · 산약 각 8g, 구기자 6g, 방풍 4g, 계지 3g, 계피 · 선퇴 각 2g

⑩ 한랭 및 열두드러기, 열성체질의 여드름, 울체성 피부질환

갈근은 透疹發表 작용이 강하여 주로 열성체질의 마진, 화농성 피부질환, 한랭 및 열성두드러기(콜린성 두드러기) 등에 응용하며 피부가 두꺼운 환자에게 효과적이다.

투진작용 증강목적 : 〈갈근 / 승마〉

**피부가 얇은 사람 : 〈계지 / 소엽〉(한랭체질) 혹 〈형개 / 방풍〉(열성체질)**

**◈ 사례**

남성 환자. 건장하고 약간 비만한 체격. **스트레스 받거나 운동 및 뜨거운 곳에** 가면 **열두드러기**가 발생함. 양방에서 **콜린성 두드러기**로 **진단**. 수개월 전부터 체중이 증가(7kg)하며 열두드러기가 발생하였는데, 발생 시에는 **전신가려움**이 있음. **피부 두꺼운편이고 갈색**, 대변 2~3회/일, 무른 편

갈근 30g, 의이인 12g, 황금(초) 6g, 승마 · 부평초 각 4g, 선퇴 3g

### ⑪ 신경성 피부염

서양의학에서는 치료가 까다로운 질병으로 주로 항과민성 약물과 호르몬으로 치료하려고 하지만, 한의학의 '內風' 이론을 바탕으로 치료처방을 구성할 수 있다.

五虎鎭痒湯

백강잠 · 烏梢蛇(누룩뱀) 각 10g, 전갈 · 선태 각 6g, 오공 2마리

> **◈ 사례**
>
> 목 부위에 신경성 피부염이 발생해 극심한 가려움증으로 잠을 못 이루는 환자. 가려움증은 야간과 열기를 쐰 후에 더욱 심하며 여러 종류의 항과민성 약물과 호르몬 연고를 사용해봤지만 별무효과. 국부적인 피부증상(피부가 홍조를 띠고 돌기가 생겨 표면이 거칠며 피부의 주름이 늘고 굵어지는 등)을 근거로 내풍에 혈열이 더해진 것으로 진단 처방함
>
> 오호진양탕 + 백선피 15g, 생지황 12g, 목단피 · 적작약 각 10g
>
> 복용 당일 밤에 가려움증이 뚜렷이 경감되어 정상수면, 3일 후 가려움증 소실되고 피부색 정상 환원, 14첩 복용

### ⑫ 피부궤양

> **◈ 사례**
>
> 40세 전후의 여성. 다리 봉합수술 후 반년이 지나도록 완전히 아물지 않아 상처에서 늘 맑고 묽은 농액이 흐르고 간혹 담홍색의 출혈이 있음. 안색은 창백하고 정신혼미, 식욕저하 상태임. 설질담홍, 설태박백, 맥세약무력(脾土虛)
>
> 황기 · 당삼 각 30g, 초백출 15g, 당귀 12g, 복령 10g, 생감초 · 포산갑 각 6g, 조각자 3g, 진피 10g, 초삼선(산사 · 맥아 · 신곡초) 각 10g
>
> 처방 1주 만에 농이 없어진 후 去 포산갑 · 조각자, 加 숙지황 12g, 백작약 10g(혈을 보하고 활성화)

**◈ 희귀병의 병인은 瘀血**

어혈은 병리적 산물, 발병요인이라는 두 가지 특성이 있다.

먼저, 어혈은 일종의 병리적 산물로서 각종 내·외부의 요인으로 인한 혈액순환장애를 가리킨다.

내부 요인으로는 첫째, 혈액에 대한 기의 추동력이 부족하면 혈액운행의 동력이 떨어지고, 둘째, 혈액에 대한 기의 固攝능력이 떨어지면 혈액이 정상적으로 혈관을 운행하지 못하고 혈관 밖으로 滲出하며, 셋째, 혈관협착으로 혈액의 운행이 순조롭지 못하고, 넷째, 혈액 속에 이물질이 많아지면 혈액의 점도가 높아져 혈행 속도에 영향을 미치며 이로 인해 혈액이 정체되면 어혈이 발생한다.

외부 요인으로는 주로 외상이나 寒邪로 혈이 응고되어 생긴 어혈이다.

瘀血은 담음처럼 일단 생기고 난 후에 발병요인이 되기도 하는데 瘀血이 혈관 밖에 있으면 팔다리가 붓고 피부에 푸른 반점이 생기며 심하면 혈종 등의 질병을 유발하기도 한다. 瘀血이 경락과 혈관 내에 정체되어 기혈의 운행을 막으면 동통이 주를 이루는 질병을 유발한다.

어혈의 특징은 다음과 같다.

㉠ 刺痛의 부위가 고정되고, 야간에 더 심해진다(예 : 冠心病에서 나타나는 心絞痛)

㉡ 피부 밑에 반점이 생기거나 위치가 비교적 깊으면 팔다리와 몸이 붓고 국부적으로 피부가 뜨겁게 솟아오르는 증상이 동반되기도 한다. 혈관 밖으로 삼출된 어혈이 다른 곳으로 퍼지지 못하면 血腫塊가 되기도 한다.

㉢ 肌膚甲錯

㉣ 입술과 손발톱이 청자색을 띠고 설질이 암자색을 띠거나 혹은 설태에 瘀點과 瘀斑이 있고, 설하에 靜脈曲張이 보인다.

㉤ 각종 출혈이 있으며, 혈색이 암홍색을 띠며 검붉은 혈괴가 섞여 있기도 한다.

㉥ 맥상이 澁하거나 結(맥박에 불규칙한 휴지기, 심방세동)代(규칙적인 휴지기, 심실세동)하다.

淸代의 王淸任은 『醫林改錯』에서 인체에 발생하는 각양각색의 질병이 모두 체내 瘀血과 밀접한 관계가 있다고 보았다. 특히 몇몇 통상적인 처방으로는 치료효과를 볼 수 없어서 진단이 어려운 雜症에는 반드시 瘀血의 유무를 고려해야 한다고 했다. 그러면서 "병 치료의 요결은 명백히 氣血에 있다. 외감이든 내상이든 병의 초기에 사람을 상하게 한 것이 무엇인지 알아야 한다. 장부가 상하지 않았고 근골이 상하지 않았으며 피육이 상하지 않았으면 氣血이 상한 것이다"라고 하였다.

氣血의 병변은 氣虛, 氣實, 血虧, 血瘀의 네 가지 경우를 벗어나지 않는다. 기허는 혈에 대한 추동력이 떨어진 것이고, 기실(邪氣盛)은 혈맥이 막힌 것이고, 혈휴는 맥도가 충영하지 못한 것이다. 이 세 가지는 모두 최종적으로 혈액순환을 막아 어혈을 유발한다.

또 왕청임은 인체를 세 부분으로 나누어 첫째, 두면과 사지 그리고 전신의 혈관, 둘째, 횡격막 위의 흉강으로서 여기에는 심, 폐, 인후, 기도, 식도 등의 장기가 포함되고, 셋째, 횡격막 아래의 복강으로서 간, 신, 위, 대장, 소장, 방광, 자궁 등의 장기가 포함되어 이 세 부위에는 각기 다른 어혈 증후가 나타나니 각각 通竅活血湯, 血府逐瘀湯, 膈下逐瘀湯을 사용하였다.

통규활혈탕 : 도인 · 홍화 · 생강 각 9g, 적작약 · 천궁 각 3g, 老葱 3뿌리, 대추 7개(씨를 제거), 사향0.15g(비단으로 싼다)

막걸리 반근(250g)에 사향을 제외한 7가지 약물을 넣고 작은 잔으로 한 잔 정도(약 50g) 남을 때까지 달인다. 찌꺼기를 여과한 후 사향을 넣고 두 번 끓여 자기 전에 복용한다.

왕청임은 주부코, 紫白癜風(汗斑; 땀띠), 臉上胎記 등에 보통 20~30첩으로 치유하였다. 이들 질병의 병변 부위는 모두 피부이며 색깔의 이상변화가 있다. 즉 피부색 이상의 질병은 모두 어혈과 밀접한 관계가 있다고 할 수 있다. 예를 들어 黃褐斑(기미), 雀斑(주근깨), 화장독에도 어혈이 기부에 있다는 생각에 근거를 두고 통규활혈탕으로 치료함으로써 미용 방면에 효과적인 내치방법을 제공했다. 어혈이 기부에 있는 질병을 치료할 때 활혈약과 풍한을 발산시키는 파뿌리, 생강을 배합하여 기표의 풍한을 몰아내고 기표 경락을 소통시킴으로써 활혈작용이 기부로 퍼지게 하면 기부의 어혈을 더욱 잘 소통시켜 제거할 수 있다. 또한 군약인 사향은 모든 활혈화어약 중에서 활동성이 가장 강한 약으로 走竄하는 성질이 강하여 經絡疏通, 活血化瘀, 通竅開閉 등의 주요 효능이 있다.

혈부축어탕 : 도인 12g, 홍화 · 당귀 · 생지황 · 우슬 각 9g, 지각 · 적작약 · 감초 각 6g, 길경 · 천궁 각 4.5g, 시호3g

세 부분으로 구성되니 당귀 · 생지황 · 천궁 · 적작약 · 도인 · 홍화의 주요 효능은 養血과 活血로 혈액이 가득 차도록 하고 혈류가 원활(고방인 桃紅四物湯의 변용)하도록 하였으며, 시호 · 지각 · 감초 · 적작약은 氣機疏通, 解鬱寬胸하는 작용(고방 四逆散 변용)이 있어 흉부의 기기를 소통시키고 혈액순환을 개선해 흉부의 어혈을 제거하는 작용을 한다. 이외 길경은 기침을 멎게 하고 담을 삭이는 효능이 있으며 전신의 기혈을 위로 올리는 효능이 있으며, 우슬은 전신의 기혈을 아래로 흐르게 하는 효능이 있어 두 약물에 의해 기혈이 상하로 잘 소통되게 하는 작용을 한다. 즉 혈부축어탕의 길경과 우슬은 바로 혈액을 분산시켜 흐르게 하는 작용을 하여 혈액이 어혈로 막힌 흉부에 대량으로 유입되지 않도록 함으로써 양혈활혈과 기기소통을 담당하는 약물이 제 기능을 발휘하도록 돕고 흉부의 어혈이 최대한 빨리 없어지도록 한다.

격하축어탕: 오령지 6g, 당귀 · 도인 · 홍화 · 감초 각 9g, 목단피 · 적작약 · 오약 각 6g, 향부자 · 지각 각 4.5g, 현호 3g

활혈화어약(당귀 · 도인 · 홍화 · 적작약 · 목단피)과 기기소통약(오약 · 향부자 · 지각) 외에 오령지는 간의 氣血瘀滯를 개선시키는 데 좋은 약으로서 송대 寇宗奭은 "이 약물이 간 기능 회복에 가장 빠르다"고 했으며, 李時珍 역시 "간은 혈을 주관한다. …그러므로 이 약물은 능히 血病을 치료한다"고 했다. 현호의 주요 작용은 活血化瘀와 行氣止痛이다. 현호색은 기기를 소통시키고 혈어를 개선하는 良藥으로서 예로부터 활혈행기의 으뜸 약품으로 통한다. 현호색을 오령지와 배합하면 간의 기혈어체를 소통시키고 각종 적괴를 제거하는 효능이 배가된다.

### 3) 침구치료

침구치료는 단기적인 증상 완화를 목표로 시행하며, 뜸 및 부항치료 등을 침치료와 병행하여 적용할 수 있다.

- 체침 : 폐 · 비 · 위수 · 대추 · 합곡 · 곡지 · 내관 · 족삼리 · 삼음교 · 위중 · 풍륭 등
- 이침 : 비 · 위 · 내분비 · 신문
- 이외 전침요법 및 매화침법, 혈위주사법 등을 응용
- 구치료 : 곡지 · 혈해 · 견우 · 환도 · 합곡 · 백회 · 대추 · 아시혈 등에 간접구 시행

### 4) 기타 치료

#### (1) 식이요법

식이 알레르기항원에의 대처법으로는 회피 방법이 주류인데, 흔한 알레르기항원으로는 우유, 계란, 땅콩, 밀, 콩, 돼지고기, 닭고기, 생선, 갑각류 등이 있다.

#### (2) 목욕요법

하루 한 번 20분 동안 미지근한 물에 가볍게 몸을 담그는 방법이 권장되고, 적어도 2~3일에 한 번은 비누목욕을 하는데, 비누는 자극이 적은 약산성의 액상 비누를 사용한다. 그리고 목욕 직후엔 전신에 보습제를 도포한다. 皮膚水化(hydration)는 급만성 아토피피부염치료에서 중요한 역할을 한다. 건조한 피부는 미세한 균열을 일으켜 여러 피부병원체나 자극물질, 알레르기항원의 침투를 쉽게 하므로 건조한 겨울철이나 외부환경에 장시간 노출 시에는 특히 주의를 기울여야 한다. 진물이 흐르는 급성 병변은 미지근한 물에 15~20분간 병변부위를 담가 皮膚水化를 시킨 직후에 피부 함습제를 발라주면 피부각질층의 재생과 유지에 도움이 되어 국소 부신피질호르몬제의 효과를 높이고 사용을 줄일 수 있으므로 진물이 흐르는 급성 피부염의 관리에 가장 효율적인 방법이다.

#### (3) 함습제(Humectant)

아토피피부염은 건조증 및 가려움증이 가장 흔한 증상으로 이를 위해 스테로이드계

의약품이 아닌 함습제의 사용이 필요하다. 함습제로는 로션, 크림, 연고형을 사용할 수 있는데, 로션이나 크림은 수분을 함유하므로 기화현상으로 피부를 약간 건조하게 만들 수 있으므로 주로 급성 병변이나 여름철에 사용하고, 연고형 제제는 만성의 건조한 피부에 주로 사용한다. 일반적으로 사용하고 있는 함습제품에 함유된 유용한 성분으로는 오일유, 보습제, 세라마이드, 식물추출물 및 비타민 등으로 최근에는 세라마이드의 중요성이 강조되고 있다.

### (4) 세정제

피부청결은 아토피피부염의 관리에서 우선적으로 고려되어야 하며 중성이나 약산성 세제가 자극이 적고 세안 후 피부 당김이 적어서 좋은데, 아토피피부염 환자의 피부는 정상인에 비해 피부 pH가 높으므로 알칼리성 세정제보다는 약산성 세정제가 적당하다. 또한 세정제 성분에 자극을 받기도 하므로 피부 잔류성이 적은 계면활성제가 주기제인 세정제의 선택이 중요하다.

### (5) 기타 심리이완 치료

전문가의 적절한 지도 아래 아토피피부염의 증상 완화 및 동반되는 스트레스, 우울, 불안 등 정신 증상에 유효한 결과를 목표로 시행할 수 있으며, 생활방식 교육 등 관리방법들은 장기적인 아토피피부염 예방을 위한 목적으로 시행될 수 있다.

## 5. 예후

아토피피부염은 생후 2~3개월부터 증상이 발생하고 환자의 절반 이상이 2세 이전에 발생한다. 대부분 5세 이전에 증상이 나타나며 성인이 되어 처음으로 증상이 나타나는 예는 극히 드물다. 아토피피부염은 성장과 더불어 증상이 완화되거나 사라진다. 환자의 대부분은 사춘기 전에 증상이 없어져서 성인이 되어서까지 증상이 계속되는 경우는 드물다. 증상이 심할수록 자연 치유될 확률은 적어진다. 또 성인이 되어 증상이 없어지더라도 자극에 민감한 피부상태는 지속된다. 이런 사람들은 피부가 건조하여 주부습진이나 직업성 피부질환이 흔히 발생한다. 나쁜 예후와 관련된 요인으로는 아동기에 광범위한 아토피피부염을 겪은 경우, 알레르기비염 또는 천식이 동반된 경우, 부모나 형제에서의 아토피피부염의 가족력이 있는 경우, 아토피피부염의 발병 연령이 낮은 경우, 외동인 경우, IgE 수치가 매우 높은 경우 등이다.

# 4장 기타 알레르기질환

## 1. 알레르기접촉피부염

피부가 자극제 또는 알레르기항원으로 작용할 수 있는 화학물질과 접할 때 발생한다. 대부분의 접촉피부염은 자극제 때문에 발생하며 누구라도 충분한 양의 자극제에 장시간 피부가 노출되면 피부염을 일으킨다. 따라서 접촉피부염의 약 20%만이 알레르기항원에 의한 것이며 이를 알레르기접촉피부염이라 한다. 이것은 특정 물질에 민감화된 사람에서만 나타나며 아토피가 있는 사람에서 더 잘 나타나는 경향이 있다. 대부분 성인에서 발견되고 어린이나 노인들에게서는 거의 볼 수 없다. 민감화가 일어나기까지는 보통 며칠이 걸리지만 재접촉 시는 48시간 내에 반응이 일어난다. 일과 연관되어 발생하는 흔한 질병 중 하나로 미용사, 세탁업종사자, 공장근로자 등 특정 직업에 종사하는 사람들은 위험성이 더 크다. 환부는 습진과 아주 비슷하나 알레르기항원에 노출된 부위만 영향을 받는다는 점에서 습진과 다르다. 알레르기접촉피부염을 일으키는 대표적인 물질로는 니켈, 고무, 비누, 합성세제, 음식물, 방부제, 방향제, 라놀린, 포름알데히드, 중크롬산칼륨 등이 있다.
진단은 patch 테스트로 이루어지며, 치료는 원인물질을 확인하여 이를 회피하는 것이 우선이고, 외용 약물인 코르티코스테로이드(코티존) 크림 또는 연고, 타르 크림 등을 사용한다. 환자는 거친 질감이나 꽉 끼는 옷, 모직 의류를 입지 않으며 급격한 온도 변화와 발한을 유발하는 활동을 피한다. 크림과 로션으로 어느 정도 상태를 완화시킬 수 있다.

## 2. 두드러기와 맥관부종

피부에 즉시형 알레르기반응이 나타나면서 피부가 가렵고 쐐기풀에 쏘인 것처럼 도드라진 팽진이 생기며 팽진 주변은 빨갛게 변한다. 형태도 다양해서 작은 돌출부들이 한데 모인 형상부터 부스럼투성이거나 줄지어 나타나는 두드러기도 있다. 만약 소화불량 포만감 부종, 복통 설사 과민성대장증후군과 유사한 증상, 심한 재채기와 비염증상, 뚜렷한 원인이 없는 급성 천식 증상, 손바닥 발 두피의 가려움 등의 증상이 수반한다면 숨은 식품 알레르기가 두드러기의 원인이 될 수 있다. 뚜렷한 피부의 이런 변화는 급성 알레르기염증 때문이며 두드러기(urticaria)라 부른다. 전체 인구의 20% 이상이 일생 동안 한 번 이상 급성 두드러기를 경험한다. 증상이 6주 이상 지속되면 만성 두드러기로 분류되며, 대개 특별한 치료를 하지 않아도 상태가 좋아지고 오래지 않아 사라지지만, 아주 드물게 몇 주간 계속된다면 바이러스 감염이 보이지 않는 원인일 수 있다. 환자의 약 30%는 숨은 질환(갑상선, 간 또는 부비동의 문제), 약물, 곤충 또는 식품에 대한 알레르기 반응이나 식품 첨가제에 대한 반응 등의 두드러기 원인을 규명할 수 있다. 나머지 70% 환자는 대개 과도하게 활동적인 면역체계가 두드러기의 원인이라고 생각하지만 정확한 원인과 치료법은 명확하지 않다.

두르러기의 진단은 병력을 면밀히 살피는 일이 가장 유용하다. 환자가 특정 식품의 소화와 두드러기 증상을 연관시키면 피부 단자 검사가 유용할 수 있지만 일반적으로 실험실 검사는 도움이 되지 않는다.

숨은 질병이나 알레르기가 있을 때는 반드시 치료해야 하며, 원인을 모를 때는 예방이 최선책이고 항히스타민제가 주된 치료제이다. 만일 효과가 없으면 스테로이드형 알약을 단기처방하고 효과 유지를 위해 항히스타민제를 장기처방하기도 한다.

두드러기와 같은 형태의 반응이 피부 깊숙한 곳에서 일어나는 것을 맥관부종(angioedema)이라 부른다. 이는 종종 두드러기를 수반하고 피부 아래 작은 혈관들이나 장벽에서 체액들이 새어나와 형성된다. 두드러기와 마찬가지로 알레르기의 결과일 수 있으나 보통은 뚜렷한 원인 없이 발병한다. 급성으로 몇 분 내지 며칠간 지속되거나 몇 년간 지속되는 만성이 될 수도 있다. 증상은 가려움이 나타나지 않거나 있더라도 심하지 않다. 그러나 부기가 있는 부위는 상당한 통증을 동반하기도 한다. 두드러기는 피부 어느 곳이든 생기지만, 혈관부종은 주로 얼굴과 혀에 발생하는데 해당 부위가 붓는 것이 가장 두드러진 증상이다. 특히 입술에서 흔하게 발생하고 구강과 목구멍, 눈꺼풀, 성기, 손, 다리의 여러 부위에서 발생한다. 상태가 악화되면 혀가 점점 부어서 말하는 것이 어려울 수 있다. 드물게 목구멍의 부종으로 호흡이 어렵다면 생명이 위태로울 수도 있어서 맥관부종은 아나필락시스의 한 특징이다. 진단은 두드러기와 동일하며 입이나 목구멍에 부종이 생기면 항히스타민제, 에피네프린 흡입제나 주사제를 사용한다.

두드러기와 혈관부종을 일으키는 원인은 매우 많으며 예는 다음과 같다.

- 피부접촉, 흡입, 주사, 음식의 섭취 등으로 인한 알레르기항원과의 직접접촉
- 감염
- 물리적 자극 : 추위, 압력, 진동, 햇빛 등
- 운동

## 3. 식품알레르기

약 20% 이상의 사람들이 자신에게 한 가지 이상의 음식물 알레르기가 있다고 생각하지만 실제 검사에서 음식물 알레르기가 있는 사람은 10명 중 1명도 되지 않는다. 특정 음식물에 불쾌한 반응을 보이는 것은 흔한 일이지만 그 원인이 모두 알레르기인 것은 아니다. 알레르기가 있다고 대답한 사람들을 이중맹검 위약 통제시험한 결과 실제로 음식물알레르기가 있는 성인은 1.4~1.8%에 불과했다. 나머지 사람들의 증상은 **음식물 혐오증, 음식물 불내성, 음식물 과민성**이었다.

### 1) 식품알레르기로 오인되는 증상

#### (1) 음식물 혐오증

특정 음식에 대해 불쾌한 경험을 가지고 있고 같은 음식을 먹으면 과거와 같은 반응이 다시 일어날 것으로 믿으나 반드시 그렇지는 않다. 그러나 그런 일이 발생하리라 믿기 때문에 문제의 음식을 보거나 생각하기만 해도 불쾌한 느낌이 생긴다.

#### (2) 음식물 불내성

음식을 먹은 후 불쾌한 증상이 나타나는데 그 이유는 몸이 음식을 적절히 처리하지 못하기 때문이다. 예를 들어 어떤 사람들은 우유나 유제품을 먹기만 하면 배에 가스가 차고 바늘로 찌르는 듯한 통증이 생기며 설사를 하는데, 그 까닭은 이들은 체내에서 우유에 함유된 젖당을 소화하는 장내 효소가 충분히 생산되지 않기 때문이다. 이런 사람들은 적은 양의 우유를 먹었을 때는 별 문제가 없을 수도 있으나 많은 양을 먹으면 증상이 바로 나타난다. 이들이 소량에서 증상이 발현한다고 해도 이것은 알레르기 때문이 아니라 몸이 젖당을 못 견디기 때문이다.

#### (3) 음식물 과민성

음식의 특성에 민감하게 반응하는 증상으로 음식물에 함유된 화학성분이 무엇인가에 따라 반응의 형태를 예측할 수 있다. 예를 들면 어떤 사람은 커피나 차에 함유된 카페인에 대단히 민감하여 소량을 섭취해도 불안이나 손 떨림 등이 나타난다. 그렇다고 해도 이것이 알레르기에 따르는 증상은 아니다.

### 2) 알레르기반응을 일으키는 음식물

유아에게 가장 흔한 것은 우유와 계란알레르기이며, 성장하면서 땅콩, 견과류, 갑각류, 생선 등이 흔한 알레르기항원이 된다. 우유알레르기 등은 나이가 들면서 사라지기도(약 80%는 5세 이후에 소멸) 하지만 땅콩알레르기 등은 상당 기간 계속된다. 우유알레르기가 있는 아이들은 양과 염소의 젖에도 알레르기를 일으키는 것이 대부분인데, 그러한 대안으로 두유가 사용될 수 있으니 두유는 대체로 문제를 일으키지 않는다. 식품알레르기를 일으키는 다빈도는 땅콩알레르기 > 참깨알레르기 > 견과류알레르기 등의 순서이다.

### 3) 식품알레르기의 증상

#### (1) 알레르기항원에 노출 후 수분 내에 발생하는 증상

- 입술과 혀의 부종과 따끔거림(**구강 알레르기 증후군** : oral allergy syndrome; OAS) 일부 식품알레르기가 있는 사람들은 입술, 입, 목구멍 안에 국부적인 세포반응을 경험한다. 일반적인 유발물질은 신선한 과일과 야채류지만 달걀과 조개류에 알레르기반응을 일으키는 사람들도 있다. 구강알레르기는 대개 꽃가루알레르기와 함께 발생한다. 즉, 면역체계가 섭취한 성분을 꽃가루로 오인할 때 꽃가루알레르기가 발생한다. 반응은 거부 식품 섭취 후 몇 분 내에 일어나는 것이 특징이며 심한 경우는 드물고 대개 빠른 시간 내에 증상이 사라진다.
- 가려운 발진(두드러기)
- 입술, 혀, 얼굴의 부기(맥관부종)
- 쌕쌕거림과 숨참
- 성대의 부기(후두부종)
- 쇼크를 동반한 생명을 위협하는 중증 허탈(아나필락시스)

#### (2) 수 시간의 시차를 두고 발생할 수 있는 증상

- 메스꺼움
- 구토와 설사
- 복통
- 습진 악화

**◈ 참깨알레르기**
참깨는 아주 강력한 알레르기항원으로 빵이나 그 밖에도 구운 식품의 장식을 위해 가공되지 않은 형태로 쓰이거나 가공식품, 의약품, 화장품, 위생용품 등에 가공된 형태로 첨가되는 등 사용 범위가 다양하다. 따라서 참깨알레르기가 있다면 무언가를 먹는다는 그 자체가 큰 문제일 것이다. 심지어 참기름도 정제되지 않은 채로 많은 양의 참깨 단백질을 함유하고 있으므로 피해야 한다.

## 4. 아나필락시스(알레르기 쇼크)

아나필락시스는 땅콩을 비롯한 특정 식품이나 페니실린과 같은 유형의 약물, 마취제, 정맥 주입 약물, 특정 주사약 등에 노출되거나, 벌에게 쏘이거나 개미에게 물렸을 때, 또는 라텍스 등의 알레르기항원에 접촉할 때 발생한다. 진행 속도가 매우 빠르고 신체 전반의 장기조직계에 영향을 주는데, 주로 노출된 시점으로부터 몇 분 내지 한 시간 이내에 발생하는데, 그 증상이 매우 다양하게 나타나 안면 홍조, 얼굴 부종, 전신 가려움증 및 두드러기, 천명음, 호흡곤란, 구토, 설사, 어지러움 등이 발생하여 심하면 의식을 잃거나 사망할 수도 있을 정도로 위험하다.
일상생활에서도 생선, 견과류, 갑각류, 어패류 등의 식품을 섭취했을 때와 라텍스가 함유된 고무 제품에 접촉했을 때 발생할 수 있다. 문제가 되는 식품의 대부분은 쉽게 피할 수 있지만 땅콩은 가공식품 등의 원료로 다양하게 이용되기 때문에 피하는 것이 쉽지 않다. 더구나 아나필락시스 쇼크의 상당수는 알려진 유발물질이 없으므로 발병 위험이 있는 사람은 항상 경고 문구를 적은 팔찌나 목걸이를 부착해야 한다. 이는 사망할 수도 있는 위험한 질환이므로 아나필락시스가 의심되는 증상이 발생하면 즉각적인 의학적 조처가 필요하다.
증상은 사람마다 반응양상이 다르며 일반적으로 몇 초에서 몇 시간이 소요되는데 심한 반응은 대개 5~10분 이내에 나타난다. 가려운 두드러기, 목구멍의 부종(맥관부종)으로 삼키거나 숨쉬기 곤란, 천식 증상, 구토, 위장경련 통증, 설사, 입술이나 구강의 따끔거림(음식 원인), 극도의 저혈압(아나필락시스 쇼크)으로 인한 어지러움과 의식불명, 곤충의 침에 알레르기가 있는 사람은 쏘이지 않은 다른 신체부위에서도 발진을 볼 수 있다. 간혹 치료 후 2차 아나필락시스를 겪는 사람이 있으므로 아나필락시스 반응을 심하게 겪은 환자는 약 6시간 혹은 하룻밤 동안 의학적으로 이상이 있는지 관찰해야 한다.

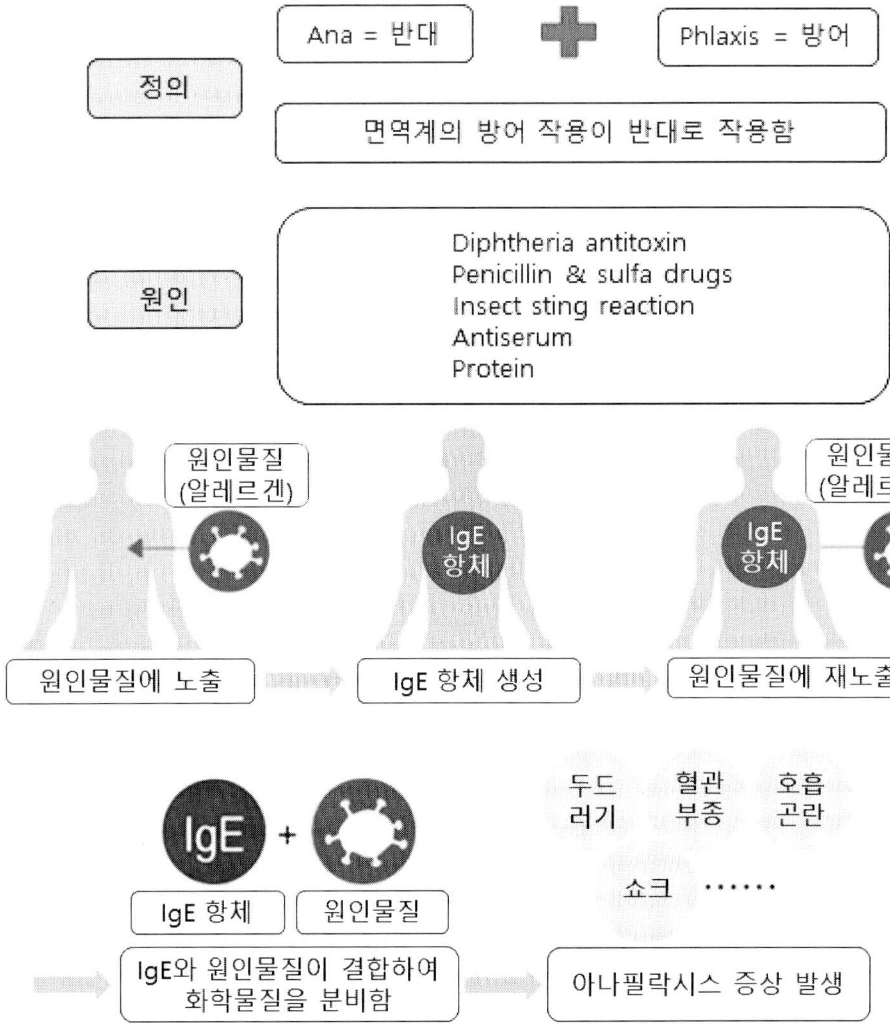


**그림** 11. **아나필락시스의 정의 및 원인**[7]

아나필락시스는 혈액검사를 통해 진단하며, 증상의 원인이 단순히 공포에 따른 쇼크 때문일 수 있다. 그러나 아나필락시스가 의심되면 철저한 의학적인 조사를 시행한다. 치료는 에피네프린의 주입이 가장 효과적이고 빠른데 환자가 의식불명이 되기 전에 투입해야 한다. 아나필락시스는 간혹 즉각적인 치료가 필요 없는 경미한 정도로 발생할 수도 있다. 그러나 외관상으로 경미하게 보이는 발작이라도 생명을 위협하는 상황

7 대한천식알레르기학회. 임상의를 위한 진료가이드라인 알레르기비염. 메드랑. 2015:14-16, 18-24, 40. 김상하. 면역요법 update. 대한천식알레르기학회 추계학술대회. 2010:643 http://m.whosaeng.com/63999

증상

- Uriticaria
- Angioedema
- 천식
- Cardiovascular collapse
- 소화기 증상
- CNS(central nervous system) 이상

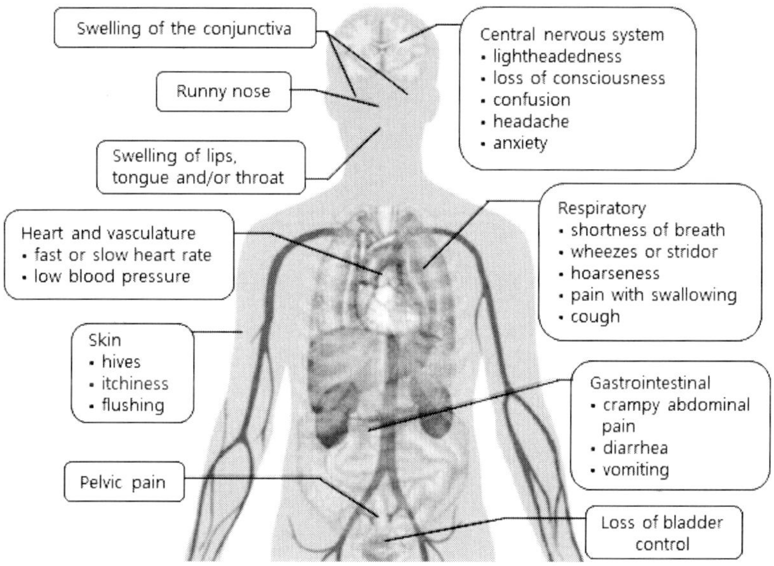


**그림 12. 아나필락시스의 증상**[8]

으로 발전할 수도 있기 때문에 항상 의학적 도움을 받을 수 있어야 한다. 이전에 아나필락시스를 가볍게 앓았다고 해서 앞으로도 심하지 않으리라는 보장은 없다.

## 5. 약물알레르기

약물이 이상반응을 나타내는 방식은 무척 다양하다. 알레르기가 약물로 인한 것인지의 여부를 정확히 진단하는 것은 향후 치료와 관리 방법에 영향을 미치기 때문에 매우

8 대한천식알레르기학회. 임상의를 위한 진료가이드라인 알레르기비염. 메드랑. 2015:14-16, 18-24, 40. 김상하. 면역요법 update. 대한천식알레르기학회 추계학술대회. 2010:643 http://m.whosaeng.com/63999

중요하다. 문제가 되는 약물은 소염진통제, 항경련제, 페니실린, 기타 항생제, 바비튜레이트계 약물, 국소마취제, 주사로 투여하는 고분자 약물(인슐린, 일부 백신, 일부 항독 면역혈청 등) 등이다

약물알레르기의 증상은 두드러기, 피부에 바르는 약물에 의한 접촉피부염, 아나필락시스, 피부 전체 또는 입 내층과 눈의 표피 염증(스티븐스-존슨 증후군 : 중증 피부 과민반응) 등과 같은 다양한 형태로 나타난다.

약물알레르기의 발현에 영향을 미치는 인자들은 다음과 같이 다양하다.

- 감염
- 약물알레르기의 가족력
- 약물알레르기의 발현 경험
- 면역체계에 영향을 미치는 질병, 특히 에이즈
- 투여된 약물의 조합
- 약물의 사용 방법과 사용 기간

아토피라고 해서 약물알레르기 발생 가능성이 특별히 높지는 않지만 심한 반응이 일어날 위험성은 증가한다. 약물알레르기 예방의 기본 원칙은 원인 약제를 확인한 뒤 철저하게 사용을 금지하는 것이다.

## 6. 직업과 알레르기

작업장에서 알레르기를 피하는 법은 다음과 같다.

- 위험 경고가 있는 물질과의 접촉을 피한다.
- 거친 일이나 연마 작업은 맨손으로 하지 않는다.
- 자극성이 있을 것으로 예상되는 물질은 접촉 후 항상 손을 씻는다. 작업 시 손이 젖어 있어서는 안 된다. 젖은 손은 외부의 자극을 차단하지 못한다.
- 피부보호제, 핸드크림, 장갑 등을 사용하여 용매, 접착제, 그리스, 오일, 기타 부식성 물질 등으로부터 손을 보호한다.
- 손에 묻은 물질을 제거할 때는 피부염 발생 위험이 있으므로 용매를 사용하지 않는다.
- 고용주가 제공하는 안전기구를 사용한다.
- 먼지와 연기 속에서 호흡하는 것을 피한다.
- 문제가 있으면 상사에게 보고한다.

**표 19. 알레르기 증상에 따른 진단지침**

| | 천식 | 식품알레르기, 식품과민증 | 두드러기 | 비염 | 아나필락시스 | 맥관부종 | 구강알레르기 |
|---|---|---|---|---|---|---|---|
| 호흡곤란 | ◒ | | | | | | |
| 흉민 | ◒ | ◒ | ◒ | | | | |
| 숨 가쁨 | ◒ | | ◒ | | | | |
| 쌕쌕거림 | ◒ | ◒ | | | | | |
| 기침 | ◒ | | | ◒ | | | |
| 구강호흡 | ◒ | | | ◒ | | | |
| 인후부종 | | | | | ◒ | ◒ | ◒ |
| 성문수종 | | | | | | | ◒ |

**표 20. 귀에 나타나는 알레르기 증상**

| 귀 | 식품알레르기, 식품과민증 | 비염 |
|---|---|---|
| 가려움 | ◒ | ◒ |
| 막힘 | ◒ | ◒ |

**표 21. 코에 나타나는 알레르기 증상**

| 코 | 식품 | 두드러기 | 비염 | 결막염 |
|---|---|---|---|---|
| 콧물 | ◒ | | ◒ | ◒ |
| 재채기 | ◒ | ◒ | ◒ | ◒ |
| 코막힘 | ◒ | | ◒ | |
| 가려움 | ◒ | | ◒ | |
| 카타르 | ◒ | | | |
| 비용종 | ◒ | | | |
| 후각 변화 | ◒ | | | |

**표 22. 눈에 나타나는 알레르기 증상**

| 눈 | 식품 | 비염 | 결막염 | 광과민 |
|---|---|---|---|---|
| 충혈, 눈물 | | | ● | |
| 눈꺼풀 홍종 | | | ● | |
| 가려움 | ● | ● | ● | |
| 다크서클 | | ● | | |
| 눈 화끈거림 | | | | ● |

**표 23. 입에 나타나는 알레르기 증상**

| 입(입술, 혀, 인후) | 식품 | 비염 | 아나필락시스 | 맥관부종 | 구강 알레르기 |
|---|---|---|---|---|---|
| 가려움 | | | | | ● |
| 부종 | | | | ● | ● |
| 입의 물집 | | | | | ● |
| 입천장 가려움 | ● | ● | | | |
| 입술 따끔거림 | | | ● | | ● |
| 구강호흡 | | ● | | | |

**표 24. 피부에 나타나는 알레르기 증상**

| 피부 | 식품 | 두드러기 | 광과민 | 습진 | 포진상피부염 |
|---|---|---|---|---|---|
| 가려움, 진물, 물집 혹 부스럼딱지 | ◒ | | ◒ | ◒ | |
| 물집과 수포성 발진 | | | | ◒ | |
| 붉은 외관 | ◒ | | | ◒ | |
| 건조피부, 각질 | | | | ◒ | |
| 분홍발진, 얼룩이나 줄무늬 돌기 | | ◒ | ◒ | | |
| 일반적으로 가려운 발진 | | ◒ | ◒ | ◒ | ◒ |
| 손바닥, 발, 머리 속 가려움 | | ◒ | | | |
| 팔꿈치, 둔부, 무릎 가려움 | | | | | ◒ |
| 입술, 입, 인후, 눈꺼풀 등 부종 | ◒ | | | | |
| 햇빛에 그을린 외관 | ◒ | | ◒ | | |

**표 25. 기타 알레르기 증상**

| 기타 | 식품 | 천식 | 비염 | 아나필락시스 | 습진 |
|---|---|---|---|---|---|
| 안면통증 | ◒ | | ◒ | | |
| 점막이 엷어지고 약해짐 | | | ◒ | | |
| 수면장애 | | ◒ | ◒ | | ◒ |
| 집중력 저하 | | ◒ | ◒ | | |
| 두통 | ◒ | | | | |
| 어지럼증 | | | | ◒ | |
| 의식불명 | | | | ◒ | |
| 사지, 얼굴 혹 머리 욱신거림 | ◒ | | | | |
| 환각상태 | ◒ | | | | |

# 참고문헌


- 가톨릭의과대학 피부과학교실, Current Principles and Clinical Practice of Dermatology, 군자출판사, 2011.
- 甲田光雄 著, 金琪俊 譯, 아토피알레르기, 弘益齋, 1999.
- 김영경, 中國秘方 應症針治法, 서화당, 1979.
- 노석선, 원색피부과학, 아이비씨 기획, 2006.
- 대한내과학회 해리슨내과학 편집위원회, Harrison's 내과학, MIP, 2006.
- 대한알레르기학회, 2005 한국 기관지천식 치료지침, 군자출판사, 2005.
- 대한천식및알레르기학회, 천식과 알레르기질환, 군자출판사, 2002.
- 대한피부과학회 교과서편찬위원회, 피부과학 개정5판, 여문각, 2008.
- 대한피부과학회, 피부과학, 萬里文化社, 2001.
- 동국대학교 의료원 한방병원, 한방병원처방집, 수정문화사, 1994.
- 박광균 외, 모든 진료에 도움이 되는 피부진료의 요령, 군자출판사, 2013.
- 박성학, 호흡기 클리닉 119, 가림출판사, 2007.
- 商玉惠, 鍼灸穴位學速讀, 南一書局, 2002.
- 楊志忠 外 編著, 圖解中醫脈診入門, 汕頭大壑出版社, 2006.
- 吳國定, 內經診斷學, 大星文化社, 1983.
- 오제원, 꽃가루와 알레르기, 한국학술정보(주), 2015.
- 姚奉理 · 江紅兵, 特色診法叢書 面診, 廣西科學技術出版社, 2007.
- 전국한의과대학 폐계내과학교실 편저, 肺系內科學, 도서출판 나도, 2013.
- 전국한의과대학 피부외과학 교재편찬위원회, 한의피부외과학, 선우, 2007.
- 전남대학교 의학전문대학원 알레르기 및 임상면역학 편찬위원회, 알레르기 및 임상면역학, 전남대학교출판부, 2010.
- 정담 편집부 편, 해부 · 병태생리로 이해하는 SIM 통합내과학, 도서출판 정담, 2013.
- 조상헌, 천식과 알레르기비염, 서울대학교출판문화원, 2013.
- 趙世衡 編著, 東醫 새 臨床處方集, 수문사, 1971.
- 중국중의과학원, Evidence-based Guidelines of Clinical Practice in Chinese Medicine Specific Disease, 2011.
- 中川武正 외, 고려의학 편집위원회 역, 알레르기질환, 도서출판 고려의학, 2005.

- 周學海 著, 白上龍 評註, 評註 讀醫隨筆, 집문당, 2014.
- 馮興華 · 高榮林, 中醫內科臨床手册, 人民衛生出版社, 1996.
- 아토피 피부염 한의임상진료지침, 한국한의학연구원, 2014.
- 許浚 著, 東醫寶鑑國譯委員會 編譯, 國譯增補 東醫寶鑑, 南山堂, 1975.
- 許浚 編著, 天津中醫學院 主校, 東醫寶鑑, 中國中醫藥出版社, 1998.
- 黃道淵, 方藥合編, 杏林出版社, 1986.
- Daniel H. Cooper · Andrew J. Krainik, Sam J. Lubner · Hilary E.L Reno 저, 연세대학교 의과대학 내과학교실 편역, 워싱턴 내과 매뉴얼, 신흥메드사이언스, 2009.
- Dr Joanne Clough, 홍천수 편역, 패밀리닥터 시리즈 알레르기, 도서출판 아카데미아, 2005.
- Shigeki Takahashi 저, 문영수 역, STEP 내과, 한국의학, 2011.